# O PROGRAMA DE SAÚDE
# DE RÜDIGER DAHLKE

RÜDIGER DAHLKE

# O PROGRAMA DE SAÚDE DE RÜDIGER DAHLKE

Tenha mais Vitalidade com a Alimentação, a Respiração, o Exercício e o Relaxamento

*Tradução*
ZILDA HUTCHINSON SCHILD SILVA

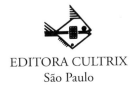

EDITORA CULTRIX
São Paulo

Título original: *Das Gesundheitsprogramm.*

Copyright © 2004 Heinrich Hugendubel Verlag.

Publicado originalmente pela Heinrich Hugendubel Verlag.

Fotografias internas: Image Source Limited, elektraVision.

Todos os direitos reservados. Nenhuma parte deste livro pode ser reproduzida ou usada de qualquer forma ou por qualquer meio, eletrônico ou mecânico, inclusive fotocópias, gravações ou sistema de armazenamento em banco de dados, sem permissão por escrito, exceto nos casos de trechos curtos citados em resenhas críticas ou artigos de revistas.

A Editora Pensamento-Cultrix Ltda. não se responsabiliza por eventuais mudanças ocorridas nos endereços convencionais ou eletrônicos citados neste livro.

**Dados Internacionais de Catalogação na Publicação (CIP)**
**(Câmara Brasileira do Livro, SP, Brasil)**

Dahlke, Rüdiger
    O programa de saúde de Rüdiger Dahlke : tenha mais vitalidade com a alimentação, a respiração, o exercício e o relaxamento / Rüdiger Dahlke ; tradução Zilda Hutchinson Schild Silva. -- São Paulo : Cultrix, 2007.

    Título original: Das Gesundheitsprogramm
    Bibliografia
    ISBN 978-85-316-0977-0

    1. Conduta de vida 2. Medicina alternativa 3. Saúde - Promoção 4. Sistemas terapêuticos I. Título.

07-2812                                    CDD-613

**Índices para catálogo sistemático:**
1. Saúde : Promoção : Ciências médicas 613

O primeiro número à esquerda indica a edição, ou reedição, desta obra. A primeira dezena à direita indica o ano em que esta edição, ou reedição, foi publicada.

Edição

1-2-3-4-5-6-7-8-9-10-11

Ano

07-08-09-10-11-12-13-14

Direitos de tradução para o Brasil
adquiridos com exclusividade pela
EDITORA PENSAMENTO-CULTRIX LTDA.
Rua Dr. Mário Vicente, 368 — 04270-000 — São Paulo, SP
Fone: 6166-9000 — Fax: 6166-9008
E-mail: pensamento@cultrix.com.br
http://www.pensamento-cultrix.com.br
que se reserva a propriedade literária desta tradução.

# Sumário

Prefácio ....................................................................... 7
A situação geral da motivação ................................. 8

**Exercício** ................................................................. 13
O que você precisa saber? ...................................... 20
   Filosofia asiática para o corpo ............................. 20
   Caminhos para revelar a inteligência do corpo ........... 21
   Exercício e esporte .............................................. 25
   As reações do coração diante de diferentes exigências... 29
   O exercício e a redução de peso .......................... 32
   Musculatura ........................................................ 35

O que você pode fazer? .......................................... 54
   Exercícios de ginástica para a consciência ............ 54

**Alimentação** ........................................................... 61
O que você precisa saber? ...................................... 61
   Os fundamentos ................................................... 61
   Alimentação de acordo com a idade ..................... 62

O que você pode fazer? .......................................... 65
   Os três componentes principais da nossa alimentação ... 65
   Carboidratos ....................................................... 67
   Gorduras ............................................................. 69
   Albumina ou proteína .......................................... 73
   Energias e calorias e a medicina chinesa .............. 77
   Assim você se alimenta corretamente ................... 82
   Chances de regeneração ...................................... 92

| | |
|---|---|
| **Relaxamento** | 97 |
| O que você precisa saber? | 97 |
| O princípio do meio dourado | 97 |
| O que você pode fazer? | 100 |
| Relaxar de modo natural | 100 |
| Meditação | 103 |
| Respiração | 109 |
| Sugestões de relaxamento ativo e passivo | 114 |
| Palavra final | 127 |

## Apêndice

| | |
|---|---|
| Obras de Rüdiger Dahlke | 139 |
| Bibliografia | 141 |
| Agradecimentos | 143 |

# Prefácio

Exercício, alimentação, respiração, consciência do meio ambiente e relaxamento: esses temas formam o fundamento material da vida. Quando esses âmbitos estão equilibrados, sentimo-nos bem. E é a esse bem-estar que o manual da saúde quer chegar. De forma breve e concisa, de modo tão simples e claro quanto possível, sem encobrir nada de essencial, ele mostra caminhos fáceis de concretizar e que geram novas perspectivas para que tenhamos uma vida mais saudável. Ao mesmo tempo, eu quero explicar por que adaptamos algumas coisas, eliminamos outras e temos de descobrir outra vez muitas coisas para evoluir e levar a nossa vida adiante.

*Todos podem participar*

Não importa se você prefere ficar sentado no sofá ou se gosta de se exercitar no parque, se acha um sanduíche mais gostoso do que as frutas e verduras; todos podem iniciar este programa de saúde integral. Quem pouco se preocupou com a sua alimentação e o exercício até hoje, com algum esforço fará progressos enormes e melhorará a sua saúde. Mas também temos de reconhecer quando há exagero do que é bom. Alcançamos esse ponto quando toda a vida passa a girar quase exclusivamente em torno da alimentação ou do esporte. Mas não tenha receio: chamaremos a atenção para os casos mais importantes.

Portanto, convém que você comece logo com a sua nova vida e faça algo de bom não só para o seu corpo, mas também para a sua alma.

*Uma conquista para o corpo e para a alma*

Há quase quinhentos anos, Teresa de Ávila já dizia que devemos ser muito bons para o nosso corpo para que a alma goste de morar nele. E para que ela o faça durante muito tempo, o *"anti-aging"* [anti-envelhecimento] tem seu lugar neste manual de saúde. Pois não é muito difícil ficar mais idoso e continuar sendo jovem e cheio de vitalidade.

Seu Rüdiger Dahlke

## A situação geral da motivação

Levantamentos recentes do Market-Institut por encomenda da seguradora Merkur resultaram num aumento de consciência no que se refere à saúde dos austríacos, que de resto deve ser representativa dos países de língua alemã. Seja como for, ela não aumentou de maneira uniforme em todas as camadas da população. Assim, são principalmente as mulheres que se preocupam com a saúde. Ao contrário, os jovens de ambos os sexos e os homens preferem evitar fazer isso. É por isso que os homens jovens são considerados um grupo de risco; entretanto, as mulheres acima dos 35 têm as melhores cartas no jogo da vida no que diz respeito à saúde. Infelizmente, as pesquisas mais recentes, realizadas no início de 2004, demonstram que a brecha entre as mulheres "conscientes" e os homens "inconscientes" se tornará ainda maior. Para a pessoa que já se interessa pela sua saúde, ela se tornará mais importante ainda no decurso da vida; as outras continuarão a reprimir o aspecto da saúde e tenderão a enfiar a cabeça ainda mais fundo na areia.

A maioria das pessoas entrevistadas concordou que, do ponto de vista da saúde, na maioria das vezes o cuidado é motivado pelos parceiros e parentes. Em seguida estão os amigos e, por último, os médicos. Devido às minhas experiências com treinamentos em empresas conheço há tempos esse inter-relacionamento. Quando incluir o parceiro nesses cuidados com a saúde não dá resultado, por exemplo, é quase impossível integrar com sucesso os temas de alimentação e relaxamento ao cotidiano.

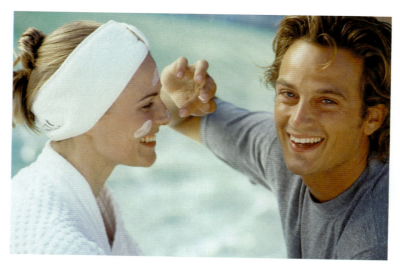

Por isso, espero que este livro, que cairá principalmente nas mãos das mulheres com mais de 35 anos, também encontre um caminho para o coração dos parceiros especialmente ameaçados; estes de longe têm mais necessidade dele.

No que se refere à política da saúde, as pesquisas do Market-Institut resultaram em que a esperança é maior quanto menor é o nível de instrução das pessoas interrogadas. No todo, contudo, 56% dos austríacos já não acreditam que o seu sistema de saúde possa continuar sendo financiado. Além disso, não se confia mais cegamente na medicina tradicional; a confiança diminui bastante com o nível de instrução das pessoas entrevistadas. Embora a medicina tradicional possa realizar cada vez mais, ela se depara com um ceticismo crescente e até mesmo com a rejeição dos entrevistados: 70% dos austríacos, por exemplo, partem do fato de que a medicina tradicional prescreve medicamentos demais. Entre os acadêmicos e os formandos do curso secundário esse índice chega a 76%. Na verdade, 27% dos entrevistados ainda têm a sensação de que a prática da prescrição de remédios na Áustria é adequada; entre eles estão em média muitos alunos expulsos da escola e muitos capitalistas.

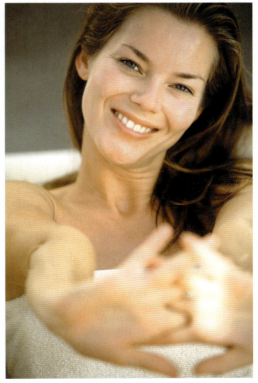

Por outro lado, mais de 80% da população conhece a homeopatia: a metade exata se trata com ela. A acupuntura é conhecida por 90% da população, e uma entre quatro pessoas já a usou. Ao todo, a satisfação diminui com o custo com a própria saúde. Em 2001, 62% dos austríacos ainda estavam satisfeitos com o próprio comportamento em relação à saúde; em 2002, somente 47%; 52% gostariam de ter-se empenhado mais, no entanto, não o conseguiram. Essa discrepância entre querer e agir em geral se torna maior. Nesse ponto espero poder motivá-los e ajudá-los com o programa de saúde. As oportunidades para fazer isso não são

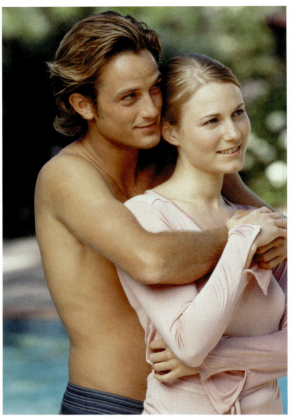

ruins, pois uma pesquisa feita com 1000 austríacos resultou em que cada vez mais pessoas compreendem que a saúde integral não inclui apenas o bem-estar físico (88%), mas também a boa forma mental (72%) e o equilíbrio entre o corpo, a mente e a alma (69%). Para 62% a estabilidade psíquica equipara-se com uma igualmente boa forma física.

Essas mudanças satisfatórias de atitude também aparecem nas atividades práticas e nas mudanças do estilo de vida: cada vez mais pessoas estão dispostas a fazer algo pela saúde por conta própria, e o número dos que se exercitam continua a subir. Em 1999 mais de 70% dos austríacos classificaram-se como partidários do exercício; no ano seguinte já eram 81%. Ao todo, um em cada quatro austríacos pratica exercícios físicos a fim de melhorar a sua saúde; entre os que têm menos de quarenta anos, um em cada três. Isso naturalmente tem a ver com a explosão das caminhadas dos anos passados, mesmo que o ciclismo pareça ser o esporte preferido e o mais disseminado: quase um terço da população jura que é.

No que diz respeito à alimentação, no ano 2000, 70% das pessoas ainda tinham a impressão de alimentar-se de modo sadio. Em 2001, esse número aumentou para consideráveis 78%. Em 2001, 56% das pessoas ingeriam adicionalmente vitaminas e outros suplementos alimentares, o que leva a concluir que houve uma sensação de déficit.

Um aspecto satisfatório refere-se às "Férias para cuidar da saúde": de 1999 até 2001, essa participação aumentou em até 90%. Em 1999, 13% dos austríacos haviam se decidido a tirar férias para cuidar da saúde, mas em 2001 já eram 25%. Aqui se apresenta uma grande oportunidade. Devido às semanas dedicadas ao tratamento da saúde e aos seminários de jejum que mantenho regularmente há muitos anos, sei o quanto uma semana com um plano de vida pode melhorar a saúde e a nossa vida ou ao menos criar suaves modificações de curso. Se o programa aqui apresentado estimulá-lo nessa direção eu me alegrarei junto com cada pessoa que consiga levar uma vida mais saudável.

Já pude ver muitas vezes que isso é possível e também sei disso por experiência pessoal. E, a partir de agora, é a sua vez!

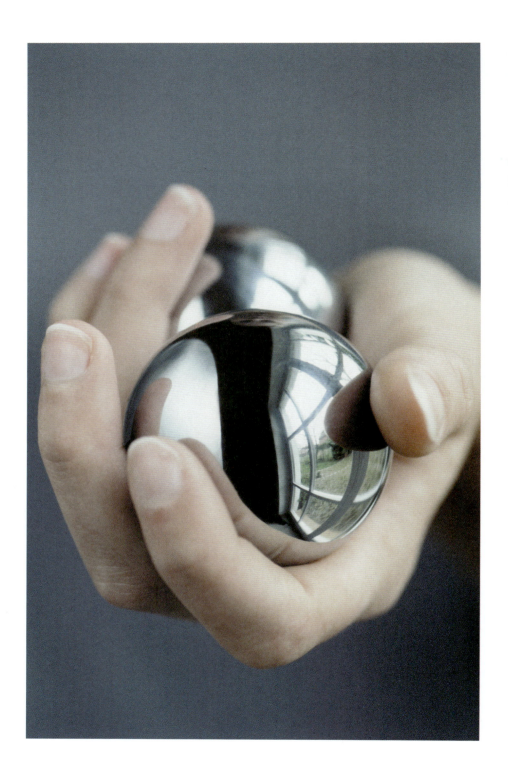

# Exercício

Ver um bebê crescer mostra-nos claramente o milagre da vida. E fica claro para nós que, apesar da técnica mais moderna e da resultante supervalorização pessoal, não podemos sequer construir um único dedo humano ou uma folha de capim. Quem já não quer saber de Deus como o Criador, talvez responsabilize a evolução por todos esses milagres inimitáveis que a Criação nos apresenta, basta que desejemos vê-los. O fato de nos termos acostumado com a abundância desses milagres naturais no microcosmos do nosso corpo e no macrocosmos da natureza que nos cerca, não diminui em nada o seu caráter especial.

O nosso corpo, em sua construção e em suas funções — mesmo se contemplarmos apenas o seu lado mecânico —, é uma obra-prima exemplar. Aceitamos isso de bom grado e o ignoramos totalmente, até que algo não funcione mais. Só então prestamos atenção e nos damos conta do que perdemos. As pessoas que celebram a sua vida em êxtase são diferentes. Elas vivem num nível mais elevado de consciência, estão muito cientes também das menores coisas que cada instante tem a oferecer. Como o mestre zen, que ao ser interrogado sobre como fazia para conseguir levar com tanta alegria uma vida tão maravilhosamente contemplativa, respondeu: "Quando me sento, eu me sento, quando caminho, eu caminho, e quando como, eu como." "Mas nós também fazemos isso!", disseram os discípulos. Então o mestre zen respondeu: "Ao contrário, quando vocês se sentam, já estão pensando em levantar-se; quando se levantam, já pensam em caminhar e, quando caminham, já empurram o primeiro bocado por entre os lábios." Portanto, o segredo é usufruir cada momento presente.

*A vida é um milagre*

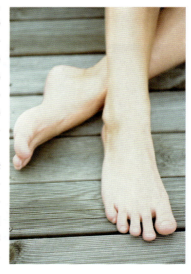

Quando nos tornamos conscientes do milagre do nosso corpo, na realidade já é muito tarde, pois tomamos conhecimento dele por meio das suas disfunções. De fato, o corpo só recebe atenção quando dói; apenas quando já não funciona como imaginamos que deva funcionar, ele recebe a necessária dedicação.

*Desfrute o momento*

Isso fica patente no modo como e quando nos exercitamos. No Ocidente, se não formos esportistas, quase não fazemos exercícios. Eventualmente, fazemos exercícios quando o médico os prescreve na forma de ginástica para doentes. Portanto, ao corpo de muitas pessoas nada mais resta do que buscar a necessária dedicação por meio do mau funcionamento, por meio de bloqueios, resistências e quedas. Quando os moradores de uma rua de trânsito pesado o bloqueiam, eles recebem subitamente a atenção de todo o país. Enquanto corajosamente se deixam intoxicar, nenhuma pessoa se preocupa com as suas solicitações. Algo semelhante acontece ao organismo que, ignorado por um tempo prolongado, em algum momento e na maioria das vezes tarde demais, puxa o freio de emergência. Então se toma conhecimento dele e ele é tratado com zelo porque funciona mal. Assim que não percebemos mais nada, não nos preocupamos mais com ele. Igualmente ruim é a situação dos filhos que somente recebem a atenção e dedicação dos pais em caso de doença. Isso leva diretamente ao aprendizado e à manutenção dos padrões doentios. Exemplo: bronquite asmática. As pesquisas mostram que a respiração asmática pode ser aprendida. Quando uma criança com a qual não nos preocupamos muito percebe que pode manter a mãe durante todo o dia ao seu lado com os seus acessos de tosse forte, ela quase não sofre mais com esses acessos. Quando eles se prolongam ao longo de semanas e se transformam numa bronquite, isso prolonga a tão desejada convivência a dois: portanto, aí está uma boa razão para manter esse estado. Mas a mensagem assustadora aprendida dessa maneira é a seguinte: você recebe o que quer por meio da doença.

Essas reflexões também resultam numa grande oportunidade para nós. Temos realmente a possibilidade de fazer algo por conta própria pela nossa saúde e de prevenir as doenças sem muito trabalho. Só temos de cuidar do nosso corpo com muita consciência e vontade, de tal modo que ele não venha a ter a idéia de chamar a atenção por meio de bloqueios e dores.

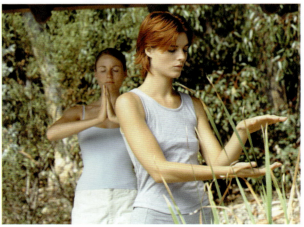

Exercício, esporte, yoga ou meditação são possibilidades

simples, mas maravilhosas de proteger você contra incômodos desagradáveis. Quem presta atenção aos sinais e indicações do próprio corpo na hora certa, não precisa que ele "grite" consigo. Pois as dores são um grito do corpo quando os seus tecidos não recebem o que precisam urgentemente para viver, como a irrigação sangüínea no que se refere ao oxigênio: só conseguimos ambas as coisas por meio de muito exercício.

*O corpo dá o alarme. Basta prevenir.*

Todos entendemos um pouco sobre a interpretação dos sinais e dos sintomas do nosso corpo. Pois quando o corpo anuncia sede, fome ou prazer, nós intuímos e também sabemos que, a curto ou longo prazo, teremos de ceder a essas necessidades. Quando não bebemos logo, sentimos as conseqüências negativas, e sabemos que esse comportamento pode nos matar. Quando não atendemos à necessidade de exercício do nosso organismo, mas literalmente a reprimimos, podemos ter certeza de que nos tornaremos incapazes de fazer movimentos, ficaremos doentes e, finalmente, sucumbiremos; só demorará um pouco mais. Mas é esse fator de tempo que dá a muitas pessoas a ilusão de que podem salvar-se sem exercício suficiente.

*Exercício insuficiente causa doença*

Se, por exemplo, você fizer apenas cinco minutos de ginástica todas as manhãs, não é raro que se poupe de fazer fisioterapia mais tarde, que certamente é muito menos divertida. Além disso, esse caminho voluntário tem a vantagem de que você mesmo pode escolher como quer prevenir a doença, tanto que tudo pode ser muito divertido e despertar os espíritos da vida. Se treina sozinho ou participa de um grupo, se como pessoa que se levanta cedo logo cuida de colocar o corpo em movimento ou se prefere relaxar à noite com uma caminhada, isso está em suas mãos.

*Ginástica em vez de fisioterapia*

O anseio por sensações físicas positivas é a mola propulsora de muitas pessoas, embora não reconheçamos isso de imediato. A maioria dos esportistas deve ter essa força motriz, pois, realisticamente falando, nem todos os milhões de esquiadores, surfistas e jogadores de tênis esperam uma medalha de ouro ou benefícios materiais pelo seu desempenho, muitas vezes digno de admiração. Sua recompensa é obter uma boa sensação física e a alegria do exercício fluente e harmonioso, a rapidez e a leveza do ser. Então já podemos usufruir o nosso corpo antes que ele provoque problemas, exatamente como o usufruímos quando as dores passam, quando nos recuperamos das doenças e quando readquirimos as nossas forças. Em todo caso, aqui

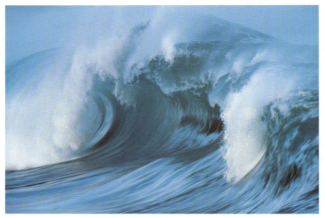

se impõe a pergunta: será que realmente queremos aproveitar a nossa vida? Por exemplo, poderíamos duvidar disso ao pensar nos numerosos fãs do esqui, que sempre descem velozmente a mesma ladeira, para subir com o elevador depois de ficar numa enorme fila e começar pela milésima vez o jogo obviamente sem sentido. Ou os milhares de surfistas que, de um tubo para outro, sempre atravessam o mesmo ponto do mar, enquanto as suas famílias passam frio expostas ao vento na praia.

*A leveza do ser*

Se questionarmos o comportamento aparentemente estranho dos surfistas e praticantes de esqui, eles muitas vezes começam a se entusiasmar, a falar de sensações que obtêm com freqüência, de dimensões impressionantes e até espirituais. Pessoas em geral totalmente sensatas encontram palavras incomuns para elas. São sempre mencionadas a leveza e a sensação de elevação quando a prancha de surfe começa a deslizar sobre as ondas e elas seguram o vento nas mãos; ou o incrível sentimento de liberdade quando parecem soltar-se da força de gravidade na neve profunda e simplesmente deixar-se levar. A rapidez e a falta de peso parecem aproximar o ser humano da sua determinação, e os males da vida cotidiana ficam para trás, ao mesmo tempo que fica claro o quanto estamos vivos e como a energia vital nos pulsa livremente pelo corpo. Nesses momentos não temos dúvidas sobre nós mesmos, sentimos o vento nos cabelos e o suor no rosto, os músculos se distendem com flexibilidade. Muitas vezes a situação não é isenta de riscos, como bem sabemos, e muitas pessoas sentem-se assim protegidas na Sua Criação.

*Em harmonia consigo mesmo e com os elementos*

Esses são momentos em que estamos em harmonia com nós mesmos e com os elementos. Essas experiências são possíveis em muitos tipos de esporte. Se esquiamos ou surfamos, mergulhamos ou optamos por escalar montanhas, o importante, então, é a sensação da presença absoluta em cada momento e a ausência de todas as resistências. Essas experiências também são sempre iguais. Se compararmos as vivências de iluminação, como nos são narradas extensamente a partir do Oriente e aqui e ali também do Ocidente, chama a atenção que diferenciem-se bastante quanto às técnicas de meditação empregadas e as condições externas que as acompanham. Mas sempre têm em comum a falta de todas as resistências e o mergulho no presente do aqui e agora. Nesse momento mágico, em que o passado e o futuro desembocam no presente, não existe nenhuma resistência, mas a consciência total do momentâneo existir nesse corpo. E este então pode — como as pessoas satisfeitas narram entusiasmadas sobre esse estado — tornar-se um templo consciente da alma imortal.

Quando não há resistência na libertação, disso não se pode concluir que a iluminação seja incompatível com a resistência. Alguns vêem a questão desse modo. Mas isso também pode significar que, se não tivermos nenhuma vivência de iluminação, encontramo-nos provavelmente na resistência. Visto que cada pensamento sobre o passado e o futuro sempre implica ao mesmo tempo estar em resistência com relação ao presente, isso também é bastante possível. Com isso, o caminho para a libertação é o caminho que elimina a resistência no momento ou o caminho da inconsciência para a consciência. Isso parece complicado, mas esse caminho pode ser concretizado com a ajuda de diversas técnicas.

Essas técnicas podem provir do âmbito das tradições espirituais, bem como dos programas de exercícios esportivos. O último caso é mais raro, porque o esporte raras vezes é usado conscientemente dessa maneira e porque entre nós nunca se desenvolveu uma tradição a partir disso. Ao contrário, no Oriente existem caminhos como o do Taiji Quan ou o do Kung Fu profundamente ancorados na tradição momentânea e eles unem os exercícios físicos aos objetivos espirituais.

O caminho do exercício físico pode levar muito depressa às experiências espirituais. E realmente essa ligação é evidente e em si mesma não é difícil de realizar. Em todo caso, os esportistas só a contragosto falam so-

*Momentos mágicos*

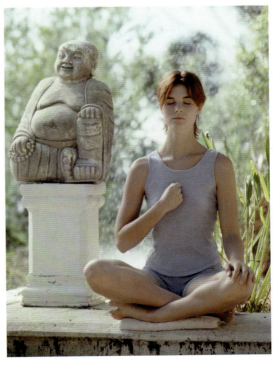

*Exercícios físicos em ligação com objetivos espirituais*

bre as suas experiências de "consciência da unidade". No Ocidente, o esporte ainda não está muito ligado ao ideal de uma virilidade compreendida como unilateral, de modo que em seu sentido mais profundo essas experiências psíquicas só são confessadas com um sentimento de vergonha, em vez de serem apresentadas com orgulho. Mesmo que na realidade não sejam muito raras, ainda assim elas valem como exceção e não são significativas no esporte dominado por pensamentos de desempenho. A ginástica escolar ou o esporte de alongamento, como os exercícios para a boa forma, são cada vez mais praticados entre nós, sem ligação com a dimensão espiritual, o que é lamentável e desnecessário, como podemos reconhecer diante do yoga hindu, do Taiji chinês ou do Aikidô japonês. Basta uma experiência do ser para ficar duradouramente motivado e sempre pôr-se em busca de algo semelhante. Se o exército dos esportistas das horas livres e os amadores prestassem contas de suas motivações mais profundas, por certo viriam à luz raros motivos espirituais ou no mínimo outras motivações, como a conquista da boa forma ou do peso ideal.

*Do corpo para a alma*

Por mais maravilhosas e úteis que essas experiências de ser ou de unidade sejam para a motivação dos programas de saúde, tanto menos elas se deixam obrigar. O pólo masculino, que domina com poder a "sociedade de empreendedores" e que quer deixar tudo sob seu controle, tem um problema. Pois um mergulho no momento só se torna possível quando nos desligamos de todo o querer, dever e controlar e, com isso, da sua fixação unilateral no princípio masculino. No entanto, dificilmente se pode pedir a alguém que se desfaça do seu poder — e isso vale também para o ego, que vive a partir dos seus mecanismos de controle e das tendências de delimitação. Assim, devemos esclarecer que muitas vezes é preciso acontecer uma catástrofe antes que uma pessoa se volte conscientemente para o seu outro lado interior. *Hé katastrophé* tem no grego, além do significado do aspecto catastrófico, também o de ponto de retorno. E ao retorno e ao conhecimento intuitivo podem levar-nos uma doença, um acidente ou outro golpe do destino. Naturalmente, seria possível retornar antes, porque reconhecemos que é necessário; no entanto, isso requer muita responsabilidade pessoal. Nós deveríamos ousar fazer a tentativa. O esporte oferece uma grande oportunidade, pois ele pode, começando totalmente no pólo masculino, levar-nos aos poucos para o centro.

Felizmente está em nossas mãos desenvolver-nos na direção certa, à medida que damos a nós e ao nosso corpo a necessária dedicação e treinamos suficientemente as suas funções. Dessa maneira ele continua saudável e vigilante, sem exigir atenção por meio de dores. Assim, antes de mais nada é divertido exercitar-se na arte do momento presente, somente a partir do qual pode acontecer a derradeira realização. A beleza está em que cada pessoa pode trilhar o próprio caminho, o caminho que lhe pareça mais simples e harmonioso, quanto às artes marciais orientais.

Em todo caso, o segredo — como tantas vezes — está no meio-termo: entre o pólo das exigências excessivas e o das exigências mínimas. Um esportista produtivo continuamente submetido à exigência excessiva tem poucas oportunidades de descobrir uma consciência física abrangente, porque lhe faltam toda a leveza e descontração do elemento lúdico, que são tão importantes para as experiências de êxtase como a condição física. Os esportistas produtivos às vezes querem torturar realmente o seu corpo, exaurindo-o além dos limites do seu desempenho. Quase se tem a impressão de que o corpo é um inimigo que eles têm de dominar. Por outro lado, também de nada adianta enfrentar a situação de modo muito negligente: um relaxamento total, que não implica fazer algum esforço, desperdiça igualmente a oportunidade, visto que sequer é criada uma base de resistência. Quando fazemos algo para nós mesmos apenas ao sentirmos vontade, quando paramos de andar depois de alguns metros porque ficamos suados, os processos curativos para o corpo não se põem em movimento. Reduzido a um simples denominador comum: quem quer se *promover*, também precisa *se empenhar*, mas não deve *empenhar-se demais* permanentemente.

Este capítulo mostra como você pode se tornar feliz com o exercício, o esporte e a consciência correta do corpo.

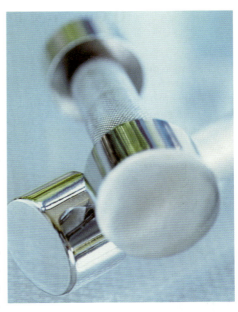

*Só dá certo sem pressão*

*Nenhum extremo é sadio*

# O Que Você Precisa Saber?

## Filosofia asiática para o corpo

*A união dos exercícios orientais e ocidentais*

Há dois caminhos para lidar com o corpo: o oriental e o ocidental, e ambos se completam magnificamente. O Oriente sempre deu maior valor ao exercício totalmente consciente, como conhecemos no Taiji, no Qi Gong e no yoga. No curso dos exercícios, eles elevam a nossa atenção e a flexibilidade dos movimentos. No entanto, eles deixam o sistema de circulação cardíaca amplamente fora do jogo e, desse modo, quase não melhoram a nossa condição física. Entretanto, a capacidade de adaptação da circulação cardíaca, que, na prática, se oculta por trás da expressão condicionamento, é importante. Por conseguinte, seria ideal a união das duas direções ou a integração de ambos os objetivos num sistema. Embora não seja muito fácil imaginar conseguir o condicionamento com exercícios de yoga, não é nenhum problema integrar a consciência aos exercícios esportivos. Uma outra possibilidade de fazer algo de bom pelo seu corpo é praticar paralelamente os dois sistemas. Para isso há numerosos manuais de exercícios orientais; os de *Moshe Feldenkrais* e de *Milton Trager*[1] reconciliam os elementos orientais com os sistemas de exercícios ocidentais. Especialmente a variante denominada *Trager*, nome do seu descobridor, tem a vantagem de proporcionar muita diversão desde o início e de realmente fazer bem ao corpo.

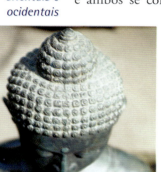

*Descubra o seu programa individual de exercício*

No sentido esportivo, esses exercícios quase não estimulam a condição física. Para isso são mais apropriados os sistemas tradicionais de exercício surgidos no Ocidente. Mas também nesse caso temos de saber como nos proteger dos "becos sem saída" e dos erros. Se esses exercícios pertencentes ao pólo masculino forem executados com demasiada ambição e vontade, eles podem até mesmo prejudicar a saúde. Os capítulos seguintes devem ajudar você a descobrir o seu programa pessoal de exercícios.

---

1. Milton Trager e Cathy Hammond. *Meditation und Bewegung* [Meditação e Exercício], Editora Heinrich Hugendubel, 1996.

## Caminhos para revelar a inteligência do corpo

O treinamento de longa duração compensa. Por assim dizer, com cada passo o corpo desenvolve mais o seu tipo muito próprio de inteligência, que nos cabe descobrir devagar. Depois que o quociente de inteligência (QI) foi por muitos anos a medida de referência, até que finalmente se descobriu a Inteligência emocional(IE), hoje reconhecemos também a inteligência do corpo — *Bodyintelligence* (BI).

Por meio do exercício regular de resistência, mantendo a respiração equilibrada, chega-se a um melhor abastecimento do corpo com o oxigênio, o elixir da vida. Com o assim chamado equilíbrio de oxigênio nunca se usa mais energia do que a que pode ser captada pela respiração. Esse é o modo ideal para o corpo descobrir outra vez a sua própria inteligência: desse modo as células, os tecidos e os órgãos podem receber mais do que o dobro de oxigênio, o remédio que cura todos os males. Não é à toa que a antiga tradição hindu do ayurveda parte do princípio de que o ar da respiração não só contém oxigênio, mas também *prana*, a energia vital. Mas mesmo quando analisamos apenas o oxigênio, os resultados são bastante impressionantes.

*Assim você recebe mais oxigênio*

O cérebro também tira proveito do treinamento persistente com o aumento no abastecimento de oxigênio, porque o seu desempenho melhora claramente. E como a inteligência do próprio corpo aumenta com o treinamento, o organismo pede intuitivamente aquilo de que precisa. Depois de um período de adaptação de quatro a seis semanas, o corpo não só regula o seu peso devido à crescente queima automática de gordura, mas desenvolve a partir de si mesmo uma necessidade maior de gêneros alimentícios que lhe sejam salutares. No organismo tudo depende de tudo e, assim como um círculo vicioso estimula o seguinte, a crescente saúde também pode ser contagiosa. Isso funciona no nosso corpo e às vezes até no nosso ambiente social. Pessoas, que até o momento se encontravam num local e passavam horas respirando um ar enfumaçado, talvez agora marquem um encontro para se exercitarem juntas; dessa maneira o "círculo vicioso" se transforma num "círculo virtuoso".

O corpo tem meios próprios de atuação e sem participação externa para melhorar o seu bem-estar e de sentir felicidade. Fala-se muito das assim chamadas *endorfinas*, os hormônios da felicidade do organismo, que o próprio corpo gera durante o treinamento persistente; nós só temos de levá-los pelo exercício suave ao correspondente âmbito do metabolismo.

**A produção dos próprios hormônios da felicidade**

Muitos antidepressivos atuam na elevação do teor de serotonina no sangue e melhoram dessa maneira a disposição de ânimo. Existem algumas evidências de que pelo exercício correto ele pode ser igualmente elevado de modo totalmente natural. É assim que podemos explicar o bom humor de muitos corredores e praticantes de outros esportes de resistência, também conhecido como *runners high*. Infelizmente, só podem nos acontecer momentos de felicidade de curto prazo quando passamos por fases difíceis. A euforia que se instala depois de algumas semanas de exercício suave pode assim ser explicada bioquimicamente.

A diminuição do *stress* pode simplesmente ser comprovada pela diminuição da pressão arterial e do teor de colesterol. Além disso, fortalece-se a carga regular no âmbito de resistência do sistema de vasos para poder abastecer ainda melhor os músculos, cuja energia aumenta. Os médicos sabem que depois de um enfarte cardíaco o organismo tenta lidar com os bloqueios por meio dos assim chamados vasos colaterais. Na verdade, em caso de emergência podemos pedir para os cardiologistas inserirem os seus marca-passos; no entanto, é muito melhor quando os deixamos "crescer profilaticamente" à medida que exercitamos o seu sistema de circulação cardíaca. No entanto, também aqui é preciso advertir contra os exageros. Existem limites em que o coração fica tão grande, que o melhor abastecimento com vasos adicionais não mais é garantido. Mas também nesse caso existe uma regra imperativa à qual podemos nos ater: do lado seguro está quem pratica *no mínimo* meia hora de exercício de resistência por dia, mas que treina por menos de uma hora.

**Praticar no mínimo meia hora, no máximo uma hora por dia**

Uma outra vantagem do treinamento de resistência é o gasto do hormônio do *stress*, a adrenalina. Nas épocas antigas, os homens da Idade da Pedra tinham de reagir a cada desafio e, principalmente, a todas as ameaças por meio da reação física: na luta ou na fuga eles dependiam dos seus músculos e estimulavam o coração a grandes desempenhos, o que levava ao rápido desgaste da adrenalina formada.

**Andar do escritório até em casa**

Em geral, nessas situações sentamo-nos à escrivaninha ou na direção do nosso carro e não temos nenhuma oportunidade de demolir o hormônio do *stress* por meio do exercício. O exercício de no mínimo meia hora por dia na maioria das vezes é uma possibilidade tardia, mas sempre extremamente valiosa, de "chegar realmente a um acordo consigo mesmo", no verdadeiro sentido do termo. Muitos trabalhadores reconheceram isso e decidiram fazer o trajeto do escritório para casa a pé ou de bicicleta. Dessa maneira, a cada passo nos distanciamos dos aborrecimentos do dia e chegamos descontraídos em casa.

Além disso, um exercício agradável para manter o equilíbrio do oxigênio, como andar por um caminho conhecido, é uma oportunidade maravilhosa para "entrar em acordo consigo mesmo" também no sentido figurado, abrindo espaço para os seus sonhos e desejos e para refletir sobre a sua vida. É uma profilaxia ideal da circulação do coração, em todos os âmbitos essenciais!

Por meio do constante estímulo do metabolismo também cai o teor do ácido úrico. Com ênfase na expiração, que é recomendável em todos os tipos de esporte de resistência, expira-se mais óxido de carbono e, com isso, mais gás carbônico; o organismo torna-se mais alcalino. Assim sendo, o exercício moderado é igualmente um meio excelente contra o excesso de acidez, que surge quando nos excedemos e o corpo recebe muito pouco oxigênio. Ele se defende com a formação mais acentuada de ácido láctico, a qual sentimos, por exemplo, na ressaca muscular. Tudo o que pode gerar uma ressaca muscular já é exagerado, pois também aqui vale: menos muitas vezes é mais útil à saúde.

Em geral, não é só o colesterol (LDL) que é considerado especialmente perigoso, mas também as gorduras do sangue (triglicérides) que diminuem com o exercício de resistência: aumenta a capacidade de desempenho do sistema imunológico. Depois de uma unidade de exercícios de meia hora as células assassinas de defesa já aumentam em até um terço e, além disso, elas ficam em melhores condições de dar conta de sua tarefa agressiva; isso pode chegar até a cura do câncer pelo correspondente treinamento suave de resistência.

Nessas situações extremas é especialmente importante que o exercício não seja exagerado e que de algum modo se sofra de falta de oxigênio. Ao caminhar, por exemplo, isso é garantido pelo tempo em que ainda se possa respirar pelo nariz. Se exagerarmos, a defesa não é fortalecida, mas enfraquecida. Por conseguinte, quem quiser fugir de infecções crônicas, precisa caminhar devagar ou andar de bicicleta...

*O treinamento exagerado prejudica a defesa*

O treinamento de resistência melhora também a situação da energia. Em cada célula existe uma pequena usina elétrica, as assim chamadas mitocôndrias, que abastecem a célula de energia e, com isso, todo o corpo. Por meio de treinamento de resistência regular elas se deixam clara e comprovadamente multiplicar — em casos extremos como os dos triatletas até em 500%. Embora eu não recomende aqui esse tipo de esporte, o exemplo mostra o que seria possível. Mesmo quando apenas andamos, nadamos ou andamos de bicicleta devagar, as pequenas usinas elétricas celulares aumentam. E uma duplicação já transforma, com uma crescente resistência, "uma pata paralítica numa água". As recomendações feitas aqui se restringem ao âmbito da saúde e da prevenção e a todos os que vêem no exercício uma contribuição para o equilíbrio físico/psíquico com a finalidade de regenerar-se e poder criar força e alegria em sua vida. Quando o esportista de resistência e o esportista amador engajado, cujo objetivo é o aumento do desempenho e o sucesso, forem treinados com outros critérios, na verdade eles devem conhecer os seus limites para continuarem saudáveis durante todo o aumento de desempenho.

*Os esportistas também devem prestar atenção aos seus limites físicos*

Quem supera os problemas iniciais pela primeira vez e encontra o seu ritmo, logo descobre qual fonte de força pessoal poderosa está adormecida esperando para ser posta para fluir no esporte de resistência. A vida é exercício; podemos sobreviver por algum tempo à falta de exercícios, mas homem e o movimento sempre se pertenceram. Em média uma criança anda dez quilômetros por dia, um adulto apenas de três a quatro. Nós devemos — também desse ponto de vista — tornarmo-nos como as crianças e tentar fazer o mesmo. Caminhar é uma das melhores possibilidades de entrar em forma, pois ao fazer isso são utilizados dois terços da nossa musculatura.

*As crianças como modelos dos adultos*

Mas também há outros caminhos para nos movimentarmos mantendo o oxigênio em equilíbrio. Vista a partir da redução da carga dos músculos, a prática do esqui ainda é eficaz, uma vez que estimula 90% dos nossos músculos, enquanto que, ao andar de bicicleta, apenas um terço da musculatura é ativada. Ao nadar são ativados 35%. Além disso, nesse tipo de esporte precisamos de uma boa técnica para podermos ficar por mais tempo na água e nos sentirmos bem.

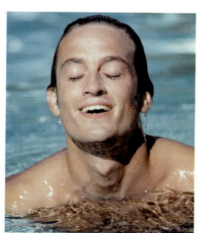

Por outro lado, nadar é o modo de se exercitar que mais poupa as articulações.

Um bom propósito é andar com água na altura do peito. Para muitas pessoas caminhar, isto é, andar depressa é uma introdução especialmente adequada. Cada vez mais pessoas se encontram, por exemplo, para praticar o *walking*,

*Nadar poupa as articulações*

mais propriamente para o *Nordic walking*. Nesse tipo de esporte proveniente da Escandinávia, anda-se com bastões para sustentar o exercício e treinar o âmbito dos braços e os ombros. Não importa o exercício que você escolha: o mais importante é que ele o divirta e o leve ao âmbito aeróbico, portanto, ao equilíbrio do oxigênio.

A última afirmação significa que estão fora de cogitação justamente os tipos de esporte preferidos principalmente pelos homens, como o futebol, o handebol e o voleibol, ou também o tênis e o *squash*. Eles levam à constante sobrecarga na troca com fases de menor exigência. Cavalgar está fora de cogitação — por causa da mínima carga para a circulação; na verdade, é um bom treinamento para a circulação cardíaca dos cavalos. O mesmo vale para o golfe, sobre o qual Baldur Preiml — meu mestre no âmbito do ensino do exercício — disse que, no que se refere à solicitação, o golfe vem logo em seguida a cutucar o nariz — portanto, o golfe está fora de cogitação para um treinamento do equilíbrio do oxigênio.

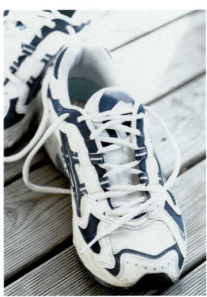

Se é relativamente indiferente com qual dos exercícios ou tipos de esporte acima mencionados cheguemos ao âmbito da resistência, é imprescindível que no início cheguemos lá e trabalhemos no mínimo meia hora e no máximo uma hora, sem ultrapassar ou ficar aquém disso. O primeiro impede os efeitos desejados e, além disso, é perigoso; o último é inofensivo, porém ineficaz.

Como caminhar traz menos impedimentos a vencer e, assim, possibilidades de escapar por meio de outras desculpas, esse método é preservado para a maioria das pessoas como o mais recomendado. No entanto — de acordo com a análise do Market —, apesar do *boom* da caminhada, na Áustria o ciclismo continua sendo o preferido e está em primeiro lugar, sem concorrência.

É muito importante suportar o primeiro mês e exercitar-se todos os dias sem exceção; então o acesso está garantido. Quando todos os efeitos positivos e as recompensas se tornam perceptíveis, a continuidade se torna simples, mês após mês, ano após ano.

*Resistir por no mínimo quatro semanas*

## Exercício e esporte

Temos de distinguir entre esporte e exercício: exercício é o trabalho necessário para servir e cuidar do nosso aparelho locomotor, para

*O exercício faz parte do ser humano*

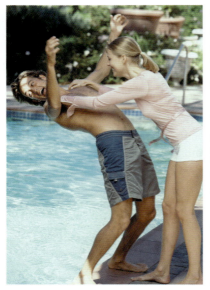

que a correspondente capacidade de empenho, a ampla eliminação das dores crie um jogo conjunto sem atrito de todas as partes musculares e uma harmoniosa sensação corporal que se torne o seu estado normal.

O esporte vai além dessa medida mínima. Quer a motivação seja a alegria diante dessa vivência comunitária, como no caso do futebol, quer seja a comparação direta da vivência do sucesso na competição ou a benfazeja regeneração no esporte de resistência, isso é totalmente indiferente.

A decisão de praticar esporte é voluntária e, em última análise, o resultado da cultura. O exercício faz parte de nós e, conseqüentemente, natural; ele nos mantém em equilíbrio físico e mental. A questão decisiva para o exercício é a seguinte: em que medida devo me exercitar para não deixar degenerar o sistema de circulação cardíaca, para manter um equilíbrio muscular ou recuperá-lo, a fim de abastecer suficientemente cada célula corporal com oxigênio e compensar o *stress*?

### O princípio da adaptação funcional

Os médicos e cientistas esportivos oferecem pontos de apoio para o modo de nos exercitarmos ajuizadamente. Eles falam do "Princípio da Adaptação Funcional". Isso significa que sistemas biológicos como o aparelho muscular, o sistema de circulação cardíaca, o aparelho digestivo ou o intelecto precisam de uma certa medida de exigências para manter ou elevar a sua capacidade funcional. Se o nível de solicitação é potencializado graças às correspondentes exigências, o sistema se torna mais capaz de funcionar ou, para dizer isso de modo esportivo, nós nos exercitamos ou treinamos e, com isso, ficamos melhores. A força no sentido mais amplo só aumenta com a resistência.

*O desempenho só melhora com a exigência*

Se o homem usa, porém não usa suficientemente, um sistema, ele lhe tira sua capacidade de desempenho. Sobretudo quando não for mais usado durante muito tempo, ele pode desistir totalmente de sua colaboração, pois o corpo não se concede o luxo de manter um sistema que não é usado pelo seu dono. Pensemos num músculo que, imobilizado por uma tala de gesso, logo se regenera. A respectiva musculatura se degenera — como podemos reconhecer com freqüência na musculatura da barriga — e fica flácida. Isso não só é antiestético, como também não é saudável. Os cientistas constataram várias vezes que justamente nos homens a assim chamada "barriga de cerveja" representa um sério perigo para a saúde.

*Treinamento do coração antes do treinamento muscular!*

Nós devemos gostar "do nosso coração", mas não na medida em que lhe poupamos trabalho, o resguardamos pela nossa comodidade e o submetemos a um excesso de *stress*. Muito mais apropriado é um treinamento suave da circulação, que diminui os fatores de risco e o "educa" para uma capacidade econômica de desempenho. Infelizmente aqui a realidade parece ser outra: nós comemos demais e, proporcionalmente, nos exercitamos de menos. E só pensamos no coração quando ele quase nos sai pela boca de medo porque não atendemos mais às exigências que o mundo do trabalho nos impõe. Antes que seja tarde, está na hora de mudar de pensamento.

Como órgão central da circulação o coração bate sem parar: se estamos acordados ou dormindo, se estamos trabalhando ou nos divertindo — ele trabalha para nós segundo após segundo. Ele reage de modo muito sensível, mas adapta o seu modo de trabalhar às tarefas. Ao fazer isso, ele tem três possibilidades: reagir como sempre às exigências constantes, aumentar o seu desempenho no caso de mais exigências ou diminuir o seu desempenho quando é pouco solicitado.

"Quem descansa, enferruja", é um ditado que vale também neste caso. Mas, sem querer comparar, o nosso coração é mais do que um motor, mesmo que faça o trabalho de um. O *pulso em repouso* entre outros métodos fornece informação sobre a eficácia da nossa "bomba". É fácil medir: contamos o número de batimentos que o coração apresenta por minuto em estado de repouso, a fim de assegurar o suprimento.

Infelizmente a realidade na sociedade parece ser esta: quanto mais alto estiver o pulso em repouso, tanto mais tendemos a negligenciar o nosso coração. E isso também é muito errado. Quem quase não se exercita e evita todas as exigências de resistência, obtém uma má condição

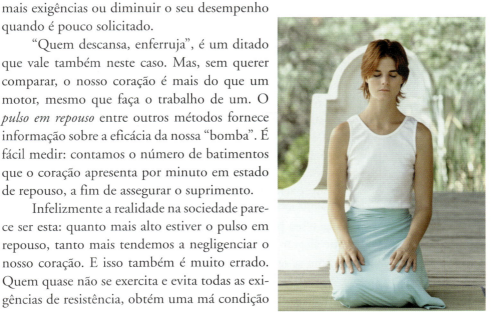

*O coração está sempre em serviço*

*Má condição para quem não faz nada*

física. Esse coração em repouso já precisa se esforçar muito ao fazer nada; quando as mínimas exigências já levam a um grande esforço, quase não é mais possível dominar as grandes, e o desempenho cai. Os médicos falam em *Degeneração do Coração*. Então está mais do que na hora de cuidar do coração e de treiná-lo com suaves exigências de resistência para que ele bata outra vez economicamente e, assim, com a maior eficácia e duração possíveis!

## A sua classificação pessoal

Este pequeno teste, que no mínimo lhe dará pontos de apoio, revela o quanto você pode julgar-se capaz: meça o seu pulso pela manhã em estado de repouso, ao acordar — por exemplo, no pulso — e conte as batidas por minuto. Isso resulta no pulso em repouso, e ele significa o seguinte:

*Teste: ele revela o seu pulso em repouso*

- Pulso em repouso de 50 ou menos: você tem um sistema de circulação cardíaca muito bem treinado, um coração capaz de desempenho, que trabalha economicamente. Presumivelmente, você é um esforçado praticante de algum esporte de resistência.
- Pulso em repouso de 60 exatos: isso revela uma boa eficiência do sistema de circulação cardíaca; você deve cuidar de manter esse bônus!
- Pulso em repouso de 70 e mais alto: o seu modo de vida não passa pelo seu coração sem deixar marcas. Antes que os sinais do seu corpo se tornem mais claros, você deve começar um treinamento objetivo da circulação cardíaca. Você verá como se sentirá muito melhor assim que der os primeiros passos.
- Pulso em repouso acima de 80: veja esse pulso elevado como "sinal de alarme do seu corpo", que sinaliza o possível prejuízo irreparável da sua saúde! Você tem imprescindivelmente de começar um treinamento leve da circulação cardíaca. Com valores ainda maiores é aconselhável procurar aconselhamento com um terapeuta que esteja familiarizado com este assunto.

Meça o seu pulso em repouso de vez em quando. Desse modo você pode alegrar-se logo com os primeiros sucessos do seu treinamento e com as reações positivas do seu corpo.

## Trabalho cardíaco eficiente

Qual é o inter-relacionamento entre a capacidade de desempenho, a freqüência do pulso, do coração e do exercício correto? De acordo com a *lei da adaptação funcional* de Arndt Schulz, as forças vitais são estimuladas por sensações fracas, construídas por sensações fortes e danificadas por sensações fortes demais. Conseqüentemente, o nosso coração reage com um aumento de desempenho ao estímulo certo por meio do exercício suave. Nesse caso, ele se torna maior, aumenta o seu volume de batidas e bombeia mais sangue por batimento cardíaco para a circulação. Mediante o maior enchimento e do aumento da força de bombeamento ele poupa algumas pulsações com igual desempenho, seu trabalho se torna mais econômico. O objetivo é deixar o coração trabalhar num âmbito em que apresente bom desempenho com pouco custo; a medida para isso, portanto, é um baixo pulso em repouso, que possa aumentar consideravelmente o desempenho com as crescentes exigências.

*Um baixo pulso em repouso como medida*

## As reações do coração diante de diferentes exigências

Além disso, o coração não distingue se fazemos um trabalho físico pesado, praticamos esporte ou temos de controlar o *stress* emocional; ele sempre reage com um aumento de pulsações. Nesse caso, quanto mais liberdade de movimento ele tiver, tanto melhor isso é para nós, naturalmente. Pois o máximo valor de pulsação alcançável depende da idade e, assim sendo, é limitado. Com a correspondente carga, o pulso como valor indicativo pode alcançar no máximo 220 batidas menos a idade (portanto, para uma pessoa de 50 anos 220-50=170). No entanto — principalmente em mulheres —, esse valor tende a ser maior e, assim, a deslocar todo o sistema de pulsações. O valor de partida ou do pulso em repouso é variável e dependente de cada pessoa. O intervalo, que fica entre a pulsação em repouso e a pulsação máxima, é a zona de desempenho que está à disposição para o trabalho, os entretenimentos e as cargas emocionais.

## Conseqüências físicas

Devemos treinar objetivamente o nosso coração. Isso vale principalmente para as pessoas que fazem pouco exercício em virtude da sua situação profissional. Por conseguinte, não nos referimos a um guia

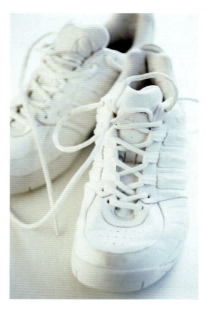

*Treine a resistência*

florestal que diariamente caminha na natureza; quem, ao contrário, fica sentado à escrivaninha desde a manhã até a noite deve fazer algo pelo seu coração e, portanto, pelo seu corpo e a sua vida em geral. A fórmula mágica é a seguinte: um suave treinamento da circulação sangüínea no âmbito da resistência e no âmbito do equilíbrio da oxigenação!

Entre os exercícios de resistência contam as caminhadas rápidas (*walk*), andar (*jogging*), perambular, andar pelas montanhas, esquiar, andar de bicicleta, nadar, remar, praticar esqui *in-line* e dançar. Se no início você não conseguir fazer isso sozinho, procure um parceiro ou logo vários. Quando marcamos um encontro no parque com hora determinada, acabamos comparecendo mesmo que não estejamos com vontade. Como um lutador isolado, nesse caso, possivelmente ficaríamos sentados no sofá.

A mais importante regra básica afirma: o exercício de resistência não deve transformar-se numa tortura, mas deve, assim que os obstáculos iniciais forem superados, desenvolver-se numa forma harmoniosa de exercício. Para a maioria dos homens, neste caso, o *menos vale mais*. Durante o exercício, tente preocupar-se com um âmbito que lhe corresponda pessoalmente, sem exigir demais ou de menos de si mesmo.

*Primeira regra geral*

A primeira regra geral para a carga correta é:

### 180 — idade = pulsações

Para uma pessoa de 40 anos isso significa: 180 — 40 = 140; para os cinqüentões, corresponde a 130. Com essa freqüência de pulsação com relação ao âmbito do treinamento alcançamos o objetivo. Com 30 batidas a menos — para a pessoa de cinqüenta, até 100; para as de 40, até 110 — chegamos ao âmbito significativo que estimula a queima de gorduras. 10 batidas a mais ainda pode ser visto como o âmbito de treinamento substitutivo. Tudo o que for claramente mais baixo não contribui muito para o sistema de circulação cardíaca, mas tudo o que for claramente mais alto também não; este último pode até fazer mal — no sentido da lei de Arndt Schulz.

*Segunda regra geral*

Uma segunda regra geral determina o limite superior: num exercício de resistência só devemos sobrecarregar-nos até o ponto em que ainda possamos inspirar e expirar bem pelo nariz ou possamos conversar durante o exercício.

Cada unidade de treinamento deve durar no mínimo 25 minutos, mas com a condição correspondente ela pode, é claro, ser prolongada com proveito. Pesquisas médicas de longa duração mostram que o exercício de resistência é significativo até a idade avançada e que representa uma contribuição eficaz para manter a saúde durante toda a vida. O melhor é gastar entre 60% e 75% da capacidade máxima de desempenho. Exercite-se e treine com qualidade!

| Idade | Objetivo |
|-------|----------|
| 20 | 120-150 |
| 25 | 117-146 |
| 30 | 114-142 |
| 35 | 111-138 |
| 40 | 108-135 |
| 45 | 105-131 |
| 50 | 102-127 |
| 55 | 99-103 |
| 60 | 96-120 |
| 65 | 93-116 |
| 70 | 90-113 |

*Controle com o relógio de pulso*

Isso pode ser mais bem controlado com um aparelho para medir a freqüência cardíaca. Com esse relógio de pulso, o treinamento — especialmente para os homens — também é muito mais divertido. Nas lojas de artigos esportivos podem-se encontrar as informações e aparelhos apropriados.

Você pode orientar-se pelos valores dados; eles dependem da idade e não são determinados pelo estágio do treinamento.

*Não se cobre demais*

No caso de dúvida é decisivo orientar-se sempre pelo "tacômetro" interno, a pulsação, para não exigir demais de si mesmo. Muitas vezes treina-se com pulsações muito elevadas. Mas não devemos nos esquecer de que o exercício deve ser o pólo oposto do trabalho cotidiano, em que se trata do desempenho, da concorrência e da participação no mercado. Quem já conhece o tema "sempre mais, sempre melhor, sempre mais depressa, sempre maior, sempre mais poderoso" na vida profissional, deve riscá-lo completamente do seu programa de regeneração; seria um erro perigoso usar os princípios de "sempre mais e sempre melhor" também no âmbito do exercício, da compensação, das reservas pessoais de força; e a redescoberta do próprio centro deve estar em primeiro plano; os efeitos positivos se deslocam depressa para o oposto negativo.

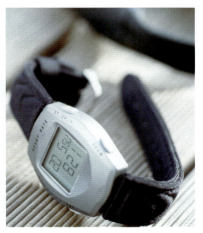

## O exercício e a redução do peso

A obesidade dificulta o exercício, pois quanto mais gorda for a pessoa, tanto mais necessário é o exercício, mas tanto menos ela conseguirá transpor todos os obstáculos.

Mas justamente o exercício é a chave para eliminar a gordura com sucesso. Duas horas por semana jogando tênis ou *squash*, as quais vencemos com grande sobrecarga para o corpo, na verdade não são a solução. Realmente queimamos calorias durante a sobrecarga, mas em primeiro lugar elas não são muitas e, em segundo, o impulso de recompensar-se ao final com uma comida gostosa pela tortura é grande demais. Assim, todo esforço é em vão! Um único sanduíche contém mais calorias do que em geral queimamos. E para queimar seis quilos de gordura a pessoa com pouco treino tem de correr 1000 quilômetros; para queimar 600 gramas, ainda teria de correr 100 quilômetros.

Além disso, quem se sobrecarrega quase não queima gordura, mas principalmente carboidratos. A gordura só se deixa gastar em medida relevante no âmbito da saturação de oxigênio, visto que a sua queima bioquímica depende do oxigênio. Durante o jejum também só é queimada gordura suficiente quando o metabolismo é estimulado por meio de exercício regular. Além disso, quem se sobre-

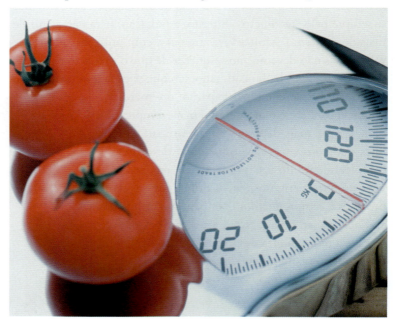

carrega e perde o equilíbrio do oxigênio, corre o risco de acidificar demais o seu corpo pela formação de ácido láctico.

O fato de a pessoa destreinada queimar muito pouca gordura no início é negativo, uma vez que o seu corpo ainda não está ajustado para fazer isso: faltam-lhe as necessárias usinas elétricas celulares para queimar gordura, as já mencionadas *mitocôndrias* em número suficiente. Mas, por conseguinte, em primeiro lugar é preciso treinar a queima de gorduras.

O fato de o corpo literalmente aprender esse processo e realmente num tempo que se pode abranger com a vista é positivo. No início, a pessoa destreinada queima menos de um grama de gordura por hora, medida que só aumenta depois de quatro semanas. Então chega a vez de perder mais de dez gramas, depois de um trimestre de caminhada regular; uma hora de corrida queima então 50 gramas de gordura, o que corresponde a quase 500 calorias (sempre pressupondo-se que mantenhamos o equilíbrio de oxigênio). Portanto, caminhar regularmente modifica a bioquímica do nosso corpo numa direção fascinante para os obesos: por um lado, mais gordura é queimada com mais facilidade, porque o corpo cria os necessários pressupostos bioquímicos para isso; por outro lado, a musculatura aumenta com o treinamento. Mais músculos gastam naturalmente mais gordura.

É ideal que o aumento da queima de gordura não se mantenha alto apenas durante o treinamento, mas continue durante o tempo restante. Mesmo quando dormimos, o metabolismo basal é mais alto e as enzimas que queimam gordura continuam trabalhando. Por assim dizer, ficamos em forma "dormindo".

Além disso, o treinamento de resistência diminui e normaliza o teor de insulina, o que previne o diabetes e acalma a fome. Portanto, o objetivo não é diminuir o açúcar do sangue por meio de demasiado esforço físico, visto que isso estimula novamente a fome, mas muito mais diminuir a insulina pelo exercício com o equilíbrio do oxigênio! Eis aí também o segredo decisivo de se evitar a assim chamada resistência da insulina, uma etapa prévia do diabetes do tipo II, que ataca cada vez mais as pessoas. No que diz respeito a isso podemos alcançar mais com o exercício adequado do que com dietas para redução do peso.

Assim, o primeiro passo para perder peso é o mais difícil, mas os passos posteriores tornam-se cada vez mais prazerosos; isso, se apostarmos no exercício.

*O exercício emagrece*

*O gasto de gordura aumenta com o treinamento*

*Sem dar chance ao diabetes*

## Especial: andar

Hoje em dia, são muitas as opções de programas de exercício: andar, alongar-se, *spinning*, remar em aparelhos, andar de bicicleta, fazer exercício aeróbico — se possível chamados pelo nome em inglês e apresentados, na propaganda, com o correspondente *outfit* — ainda assim, sob muitos pontos de vista, nada se compara ao caminhar pela floresta: em nenhum outro lugar podemos passar melhor a vida a limpo do que numa floresta, com árvores velhas e novas, entre as quais se infiltra o sol que desenha pictoricamente os seus traços de luz no chão. A floresta simboliza o inconsciente e, assim, uma penetração no reino das árvores é sempre uma prova simbólica de coragem e um bocado de regeneração para a alma. O oxigênio liberado pelas árvores durante o dia nos dá energia, exatamente como a nossa liberação de ácido carbônico alimenta as árvores.

*Uma canção de louvor à caminhada na floresta*

O solo macio da floresta é a melhor base para os nossos pés, pois deixa os passos elásticos e desse modo poupa as nossas articulações. O solo da floresta com suas raízes e ramos estimula a nossa atenção e nos torna mais adaptáveis. Esse entorno proporciona mais diversão do que uma pista ou esteira numa academia de ginástica. A isso se acrescenta o perfume das plantas, o charme do dia presente e da estação do ano, e a natural atmosfera de liberdade! Captamos tudo isso em nós com cada passo e respiração.

*Andar de manhã e à noite*

Quem caminha pela floresta não traz um benefício apenas para o corpo, mas também para a alma, pois quem busca a paz interior prefere fazer isso em locais de paz exterior. Chegar ao momento e deixar o conhecido para trás pode ser secundado pelo corpo: pela ênfase dada à expiração com um afrouxamento consciente dos ombros e a sacudidela das mãos.

Uma caminhada matutina pode me mostrar como vou encarar este dia, como posso mantê-lo: lento e consciente ou sem interrupções e com expectativa? Com força e persistência ou ficando indolente e suavemente à espera?

A caminhada noturna pode ajudar-me a elaborar bioquimicamente o dia e a digeri-lo psiquicamente. Os temas e problemas mais importantes podem vir novamente à superfície, para em seguida afundarem definitivamente. Na medida em que lido com o dia, eu posso abrir-me para o fim do trabalho diário. Muitas pessoas até escolhem determinados temas para a caminhada, no intuito de realmente resolvê-los enquanto andam.

*Abandone os caminhos percorridos*

Mas também podemos convidar um parceiro e, em silêncio — durante a caminhada —, chegar a um acordo com ele, pois no ritmo comum dos passos firmes muito problema pode ser resolvido mesmo sem palavras. Ou só o levamos junto em pensamento para nos inteirarmos da sua opinião: andando, é mais fácil fazer isso, porque temos ao mesmo tempo de prestar atenção às características do solo.

Com um pouco de coragem e vontade de descoberta podemos transformar cada caminhada pela natureza numa original caminhada de orientação. Abandone os caminhos já percorridos! Simplesmente ande a esmo, e veja onde vai parar e, principalmente, como vai voltar. A experiência é instrutiva: como anda o meu senso de orientação quando saio do caminho conhecido e dependo dos meus cinco sentidos? Como anda o meu sexto sentido?

Naturalmente algo comparável vale para o *walking* e as suas diversas brincadeiras. Para as pessoas que já têm problemas nas articulações ou que são obesas, isso apresenta vantagens inegáveis.

## Musculatura

### Constituição

A mera palavra já diz: o aparelho de movimentação precisa de movimento! Quanto à história do desenvolvimento, a nossa "casa corporal", que acompanha cada passo nosso através da vida, é adequada para um caminhante ou, pelo menos, para uma criatura que se movimenta bastante. No momento, mais parece que fazemos demais ou muito pouco pelo nosso corpo. Esportistas de ponta muitas vezes ultrapassam os seus limites e com isso danificam o aparelho motor; pessoas acomodadas acreditam que a atenção, o cuidado e a "manutenção" do aparelho motor é tarefa unicamente dos médicos que cuidam delas.

*O nosso corpo precisa de exercício*

Nem os fanáticos por esportes nem os que não gostam de se exercitar fazem justiça ao seu corpo; isso também vale para a musculatura. A verdade novamente está no meio-termo e já foi descrita suficientemente no *Princípio da Adaptação Funcional* — no que se refere à musculatura e aos tendões, às estruturas ósseas e aos ligamentos. No que diz respeito ao nosso sistema muscular isso significa:

como todo sistema biológico também a musculatura tem a sua capacidade de desempenho, quando é mantida sensatamente em ação; e ela aumenta o seu desempenho quando as exigências aumentam. Se os exercícios forem reduzidos, um músculo se retrai e fica flácido. Todo exercício que executamos, não importa se durante o trabalho físico, o esporte ou outros entretenimentos, faz efeito no desenvolvimento do nosso sistema muscular. Constantes manipulações e exercícios fazem com que o músculo correspondentemente treinado se torne mais forte e aumente de volume. Mas com isso, ele também fica mais curto. Quase não se percebe esse efeito e, contudo, ele é causa de dores e problemas do aparelho de locomoção. Trabalhos de rotina também levam a um encurtamento e tensão do músculo e dos grupos musculares implicados.

*Dores devidas ao encurtamento dos músculos*

Por sua vez, há outros grupos de músculos que só usamos raramente. Esses não só diminuem sua força e desempenho, mas afrouxam e se alongam durante a sua existência sem ação. Todos nós que já tivemos a nossa perna engessada experimentamos isso: depois que o gesso é retirado, a musculatura não tem mais condição de realizar as tarefas à sua frente e precisa ser exaustivamente formada outra vez.

Se os músculos estão equilibrados, sentimo-nos bem. Portanto, é realmente importante descobrir onde estão os pontos fortes e fracos, onde se ocultam os músculos pouco usados, os muito usados ou os excessivamente solicitados. Ambos os grupos precisam de dedicação: os muito fatigados de modo regenerador, na forma de alongamentos; aqueles de que se exigiu demais de modo construtivo, na forma de fortalecimento.

> **Façamos um resumo:**
> - Muito exercício no dia-a-dia resulta em músculos fortes, mas que sofrem de encurtamentos e, desse modo, de tensões.
> - Pouco exercício no dia-a-dia faz os músculos degenerarem, eles afrouxam e se tornam mais longos e não conseguem mais executar a sua função de apoio e proteção. O corpo perde a forma; ele começa a mudar de forma e, conseqüentemente, a se deformar.
> - Articulações em descanso, por exemplo, a coluna vertebral, fazem a tensão muscular subir; exercícios mínimos normalizam a tensão. Esse fato explica os sucessos surpreendentes dos exercícios rituais orientais suaves como o Tai Chi e o Qi Gong. E por isso móveis anatômicos de escritório fazem sentido, pois permitem que nos sentemos dinamicamente.

## Possíveis causas de dores

Os músculos reagem ao modo como os tratamos: para eles tanto faz se sabemos como eles funcionam e se reservamos um tempo para os correspondentes exercícios. Ao músculo da coxa é totalmente indiferente se você se senta imediatamente no carro depois do jogo de tênis e não perde tempo para fazer o necessário alongamento dos seus músculos. Os respectivos músculos simplesmente se encurtam e, com isso, contribuem posteriormente para o agravamento de um problema. Por isso o melhor é prevenir voluntariamente, em vez de passar pelas dores da recuperação da massa muscular perdida até então. Assim, prevenir torna-se um dos mais significativos e importantes exercícios.

O nosso corpo é uma obra-prima sensível da criação e está preparado para nos prestar bons serviços por mais de cem anos; portanto, sempre vale a pena "cuidar" dele. A excursão seguinte pelo corpo mostra o resultado do nosso comportamento sobre o aparelho motor, e aqui só podemos

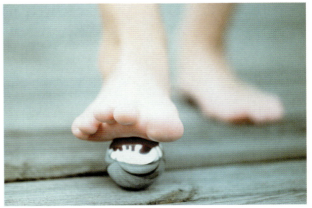

abordar os pontos mais importantes. Mas somente a reconquista do equilíbrio nesses pontos já traz consigo uma mudança surpreendente do sentimento de estar vivo.

## Barriga da perna

Comecemos com a primeira grande região muscular, a barriga da perna. Os músculos da barriga da perna são muito usados: a cada passo, em todos os movimentos para andar e em muitos exercícios esportivos há grande carga sobre a musculatura da barriga da perna e o seu alongamento, o Tendão de Aquiles. Devido a essa grande carga, que corresponde a uma elevada sujeição aos estímulos, a barriga da perna tende a um encurtamento. Este, por sua vez, coloca o Tendão de Aquiles sob tensão mais elevada e perturba o seu metabolismo.

Não é à toa que no sentido figurado falamos sobre o *calcanhar-de-aquiles* como um sinônimo de *ponto fraco*. São vários os problemas de saúde resultantes da sobrecarga dos músculos da barriga da perna. A paleta vai do endurecimento e da elevada tendência a câimbras da barriga da perna até o rompimento do Tendão de Aquiles; podemos evitar isso por meio do alongamento regular da barriga da perna. Ao longo do texto ensinamos como se faz isso.

Como as barrigas das pernas também abrangem a nossa musculatura de saltar, às vezes instalam-se no corpo os problemas com o salto. O problema pode ser concreto, bem como manifestar-se no sentido figurado. Quem está continuamente prestes a saltar, sem conseguir dar o salto, sente continuamente essa tensão na barriga da perna.

*A barriga da perna precisa ter um grande desempenho*

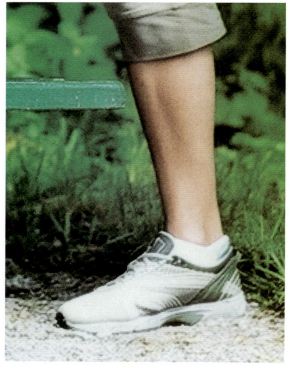

## Coxas e quadris

Subimos um pouco mais no corpo e chegamos aos músculos das coxas. Para simplificar vamos analisá-los em ligação com a musculatura do quadril. Em razão das suas tarefas diferenciadas nós os dividimos em dois grupos, o da parte de trás da coxa e o da parte da frente da coxa. As cargas se assemelham em intensidade às da barriga da perna; de acordo com a experiência, a musculatura da coxa dos homens encurta mais do que a das mulheres. A conseqüência é uma predisposição mais elevada aos ferimentos, na forma de distensões, rasgaduras musculares e lesões da pele dos músculos; o quadril fica menos móvel e com freqüência o resultado são as inflamações dos ligamentos dos tendões. Pontos surpreendentes de dor localizam-se nas costas e na linha da cintura, à direita e à esquerda da coluna. *Alongar a coxa* Muitas das doenças diagnosticadas como ciática, lumbago, síndrome Léri-Weill (LWS) ou simplesmente como dores no espinhaço são conseqüências do encurtamento muscular. Por esse motivo a parte de trás das coxas deve ser alongada regularmente. Os exercícios correspondentes serão apresentados mais tarde.

Juntamente com a musculatura dos quadris, devemos prevenir também a parte dianteira da coxa contra as tensões e encurtamentos, caso contrário, pode haver conseqüências graves: problemas dos joelhos ou das rótulas, limitações da articulação dos quadris ou uma permanente posição côncava da coluna na região lombar, o que representa um risco para os discos vertebrais. A dor é nas costas, mas a verdadeira causa deve ser procurada mais embaixo, nas coxas. Esse perigo é drasticamente aumentado por bem-intencionados, porém muitas vezes mal executados, exercícios para o fortalecimento *Cuidado com* da musculatura abdominal. Infelizmente, ainda são os exercícios an- *exercícios* tigos e até mesmo os usuais aparelhos para o fortalecimento dos *errados!* músculos da barriga que causam danos consideráveis, porque agem predominantemente sobre a musculatura da dobra das coxas. Se você não tiver certeza se o exercício lhe faz bem, consulte um especialista antes de fazer algo errado. No entanto, é importante alongar regularmente a parte dianteira das coxas e a musculatura da dobra dos quadris.

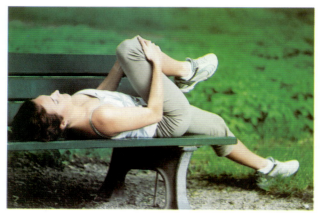

• **Exercício:** deite-se de costas sobre uma mesa, com as nádegas junto da borda. Dobre uma perna, pegue o joelho com ambas as mãos e puxe-a para o peito. Basta o peso da outra perna que pende solta para alcançar-se um alongamento perceptível na curvatura do quadril (*iliopsoa*s) e no lado dianteiro da coxa.

*O estado de saúde do corpo e o da alma dependem estreitamente um do outro*

Também podemos descrever a interdependência do corpo e da alma pela musculatura da coxa: devemos à musculatura da coxa o fato de podermos dar um passo para trás. Aqui podem manifestar-se passos não dados que já foram bloqueados pelo impulso ou principalmente por todo o âmbito muscular.

### Nádegas

*Deixar as nádegas em forma*

A musculatura das nádegas não é apenas responsável pelas formas arredondadas, mas tem grande relevância na postura e na movimentação; uma degeneração dessa musculatura leva à fraqueza muscular das nádegas. Portanto, um músculo das nádegas achatado não é um golpe do destino, pois com um fortalecimento objetivo ele pode recuperar outra vez a sua correta e funcional forma redonda.

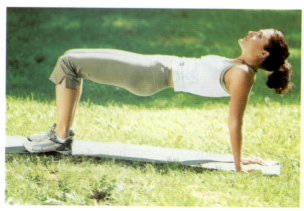

• **Exercício**: Sente-se no chão com as pernas dobradas, apóie-se nos braços esticados e em seguida erga a bacia com tensão da musculatura das nádegas. Repita de 20 a 50 vezes. O músculo das nádegas *Gluteus maximus* é o maior músculo do corpo e é exigido quando andamos e escalamos.

## Musculatura da barriga

Um pouco mais acima encontramos o músculo mais importante da postura, sem o qual não é possível manter uma postura ereta estável. Em sua forma original, esse músculo forma uma linha reta da extremidade da caixa torácica até a bacia. Ele deve ser visto como oposto à musculatura das costas; por assim dizer, ele segura a bacia e deve impedir que ela caia para a frente e, com isso, haja uma posição côncava exagerada da espinha.

Muitas pessoas têm problemas com a musculatura abdominal. Como não sofrem pressões na sua vida cotidiana e com isso as necessárias tensões, a musculatura abdominal começa a ficar frouxa e a se alongar. Então ela cede à pressão sempre presente das vísceras e forma uma massa que se projeta para fora. Muitas vezes — no caso de alimentação errada — há ainda um aumento de pressão causado pela flatulência. Os músculos afrouxados da barriga, que quase não sustentam mais as entranhas, passam a sofrer um considerável aumento de pressão a partir de dentro, e a barriga fica gorda. Um sintoma correspondente de doença é a síndrome de Roenheld. Ela surge do campo de tensão da barriga frouxa e da digestão errônea e os sintomas aparecem no coração que, por sua vez, sofre uma pressão considerável. O mero treinamento dos músculos da barriga não só é insuficiente, mas também ameaça o coração. Pois quando o excesso de pressão não pode mais escapar para a barriga na frente, ele tem de buscar um outro caminho, e este antes de mais nada aponta para cima, para o diafragma. Os médicos então falam do *diafragma alto*, que aperta o coração a partir de baixo. Nesse caso temos de colocar ordem na digestão e no abdômen.[2]

*Diafragma alto*

Basicamente, uma boa musculatura abdominal tem uma função muito útil para a digestão, visto que impede o desvio para a frente e, dessa maneira, cuida para que as vísceras sejam continuamente massageadas por meio dos movimentos respiratórios do diafragma.

A partir do "trio" maldito, o lado traseiro encurtado da coxa, o lado dianteiro encurtado da coxa e a musculatura abdominal fraca demais, desenvolvem-se fatores de risco que já são apresentados pelas crianças em idade escolar e que continuam surgindo nas outras faixas etárias e profissionais; muitas vezes os implicados sofrem de dores durante toda a sua vida.

---

2. Ver Rüdiger Dahlke / Robert Hössl. *Verdauungsprobleme* [Problemas digestivos], Editora Knaur, 2001.

*Não exercite a articulação do quadril!*

Por isso a musculatura abdominal deve ser regularmente fortalecida com exercícios que realmente treinem os músculos da barriga e não as articulações do quadril. Esses exercícios não são realmente divertidos, mas nos compensam com uma boa sensação física. E eles podem nos poupar de dores duradouras nas mais diversas regiões do corpo. Isso, sem mencionar os aspectos estéticos de uma barriga chapada. E aqui não estamos falando de uma barriga de tábua. Enquanto não visarmos ganhar dinheiro posando para propagandas de roupas íntimas, ela não é necessária. Ao contrário, uma barriga firme é imprescindível e não é difícil de conquistar com o trabalho regular de fortalecimento.

## Musculatura do pescoço e da nuca

Ainda mais para cima acontece um problema na musculatura do pescoço e da nuca, que freqüentemente pode estar enrijecida e tensa e que por isso dói. Os assim chamados *fixadores superiores dos ombros* estão sujeitos a grandes cargas no dia-a-dia, visto que quase toda manipulação exige sua participação e, assim, que se puxem os ombros para cima. Movimentos errôneos, ao erguer os braços, por exemplo, causam tensão e má postura. Também não é vantajoso trabalhar o dia todo sentado à escrivaninha sem movimentar-se; ou talvez nos sentemos na cadeira errada ou perto demais do computador.

*O medo causa tensões*

Além disso, existe um inter-relacionamento psicossomático entre a postura dos ombros, a situação da nuca e o medo. No mais verdadeiro sentido do termo, o medo pode "não dar descanso" e provocar tensões duradouras nesse local. Uma pessoa medrosa tende a erguer os ombros e a esconder sua cabeça entre eles, a *encolher a cabeça*. Quando as situações da vida que acarretam o retraimento e encolhimento da cabeça se tornam a postura básica, os músculos continuamente tensos mostrarão o aperto e o encurtamento. O literal "cabeçudo", que indica alguém cuja perseguição obstinada dos próprios objetivos, sem olhar para a esquerda ou direita ou sem se deixar convencer um mínimo por argumentos, já mostra o engrossamento da musculatura no volume do pescoço.

Mas podemos fazer algo pelo nosso pescoço e nuca: evitar cargas erradas, alongar esses grupos musculares e, ao mesmo tempo, fortificar os fixadores dos ombros.

• **Exercício**: Sente-se no chão com as pernas esticadas. Apóie-se nas mãos fechadas em punho (na altura dos quadris), e levante as nádegas alguns centímetros do chão, mantendo os braços esticados. Encolha o queixo como se tivesse um queixo duplo de modo que o occipício forme o ponto mais alto.

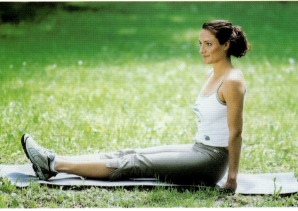

*Descontraia os ombros e expire*

Um exercício muito simples e benéfico também é o constante relaxamento consciente dos ombros associado a uma expiração profunda. Isso não só relaxa a parte dos ombros, mas também faz bem à alma. Existem inúmeras oportunidades para você relaxar os ombros e respirar profundamente durante o dia. Quem consegue transformar esse exercício banal numa espécie de reflexo bem-sucedido, constata com surpresa que está mais relaxado e livre do medo. Um bom truque para o início: faça de cada local — por exemplo, o telefone — que esteja associado a muito *stress* para você, um sinal que o lembre de relaxar os ombros expirando. Assim que você interiorizar esse tipo de relaxamento, nunca mais desejará renunciar a ele.

## Braços e mãos

O equilíbrio entre tensão e descontração também é importante para os braços. O assim chamado cotovelo de tenista, a inflamação dos ligamentos dos tendões ou as tendinites dependem originalmente das condições de comprimento e tensão na musculatura. O trabalho ao computador, trabalhos que necessitem pegar, segurar ou amassar encurtam pronunciadamente a musculatura do antebraço. Muitas vezes as mães que carregam os filhos ao colo com freqüência são atingidas por esse excesso de peso. A prevenção objetiva, no entanto, é muito simples, pois os exercícios de alongamento são muito fáceis de fazer e serão descritos no próximo capítulo.

Os nossos braços e as nossas mãos são os instrumentos com os quais "conquistamos o mundo". Sem a articulação do cotovelo e os músculos associados a ela sequer saberíamos como levar a comida à boca.

É com os cotovelos que abrimos caminho na vida, no sentido simbólico. Com as nossas mãos pegamos tudo o que nos parece importante e, assim, pelo seu estado muscular elas mostram até que ponto controlamos a nossa vida.

## Perspectiva

Devemos dar atenção à lei da adaptação funcional, pois ela atua sobre todos os nossos quase 500 músculos corporais. Talvez possa parecer banal e simples demais o fato de podermos controlar muitos problemas cuidando do nosso aparelho de locomoção — desde inflamações e lumbago até defeitos em discos vertebrais e artrose. Os resultados surpreendentes tanto nos cuidados com os esportes de resistência como também nos seminários de saúde sempre tornam a confirmar isso. Além disso, nada nos impede de consultar o respectivo significado em *A Doença como Símbolo*.[3]

*Os músculos em equilíbrio*

Plásticas complicadas dos tendões nada mais fazem além de encompridar os tendões dos correspondentes músculos danificados pelo encurtamento. Com o alongamento dos músculos atingidos, o mesmo efeito pode ser alcançado de modo a poupar muita dor e custos financeiros. Tentemos, portanto, restabelecer um equilíbrio muscular.

## Assim testamos a nossa musculatura corporal

*Não ultrapasse o limite da dor*

Você pode testar o comprimento e a força de muitos grupos de músculos por conta própria. Preste atenção para que os testes indiquem o comprimento e a força mínimos que os músculos devem ter. Todos os testes que visam obter as condições do comprimento da musculatura, somente devem ser executados até que surja uma clara sensação de tensão e nunca ir além disso. É importante ficar no limite pessoal de dor!

Uma afirmação fundamentada sobre o estado da musculatura somente pode ser dada por um especialista. Infelizmente existem muito poucos médicos, osteopatas, psicoterapeutas e treinadores de saúde que aconselham e fazem terapia com a colaboração dos próprios pacientes. Antes de intervenções importantes como cirurgias nos discos vertebrais em decorrência de acidentes, vale a pena fazer

---

3. Rüdiger Dahlke. *Krankheit als Symbol*, Bertelsmann, 1996. [*A Doença como Símbolo*, publicado pela Editora Cultrix, São Paulo, 2000.]

uma tentativa de regularizar a tensão muscular. As forças de autocura do organismo, quando correspondentemente estimuladas, estão em condições de fazer regenerações incríveis.

## A musculatura da barriga da perna

Os músculos das barrigas das pernas devem estar em boa forma, afinal eles são usados a cada passo e, principalmente, a cada salto; além disso, eles mantêm o nosso andar ereto. Como continuamente os sobrecarregamos, os músculos das barrigas das pernas com freqüência são encurtados: principalmente as mulheres que usam sapatos de saltos altos sentem isso. Como compensação elas devem andar descalças nos intervalos e fazer alongamentos regularmente.

*Ande descalço com mais freqüência!*

• **Teste**
Os músculos da barriga da perna

Fique descalço no terreno mais duro possível, com as pernas separadas alinhadas aos quadris, os pés paralelos. Dobre os joelhos e fique de cócoras o mais profundo possível. Se conseguir fazer isso sem problemas, os seus músculos da barriga da perna são suficientemente longos. Se somente conseguir fazê-lo se erguer os calcanhares do chão, pondo o peso para trás ou se precisar girar os pés para fora, a musculatura da barriga da perna está encurtada.

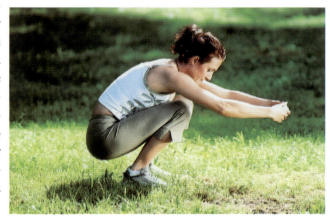

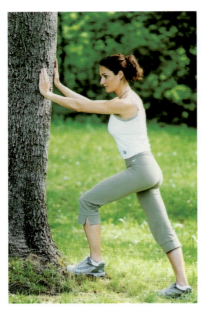

- **Alongamento**

E melhor você repetir o teste todos os dias outra vez, pois ficar de cócoras é um exercício de alongamento que estica os músculos da barriga da perna e pode ser feito rapidamente.

O exercício apropriado, que devolve novamente aos seus músculos o comprimento necessário e liberta de suas limitações a articulação usada para saltar é simples (ilustração à esquerda).

A musculatura da coxa

Também a musculatura do lado dianteiro e traseiro da coxa tende levemente ao encurtamento. Mas nós precisamos dela para andar eretos.

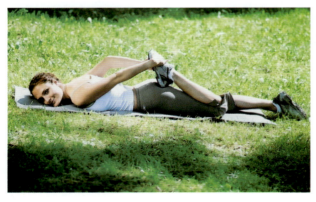

- **Teste**

O lado dianteiro da coxa:

Deite-se de barriga para baixo e pressione firmemente o quadril no tapete. Comprima os músculos das nádegas. Agora dobre uma das pernas, segure o peito do pé com uma das mãos e com a outra puxe o calcanhar até as nádegas. Se o quadril se erguer do chão agora, ou se você não alcançar as nádegas com o calcanhar, a musculatura está encurtada. Troque de perna e teste também o segundo lado.

- **Alongamento**

Também aqui o exercício-teste é um bom exercício de alongamento. Experimente fazê-lo em pé.

Não se esqueça de contrair a barriga, de obter uma linha reta entre a coxa e o corpo e de não deixar a espinha côncava.

Sempre forme a tensão devagar e fique abaixo do seu limite de dor. Respire tranqüilamente e em 20 até 25 segundos aumente a tensão ou ceda.

*Sempre respire tranqüilamente!*

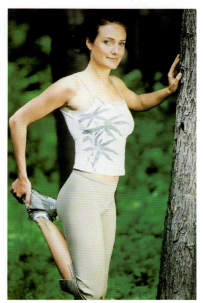

- **Teste**

A parte traseira da coxa:

Deite-se de costas. Enrole uma toalha ao redor da sola do pé direito e com ela puxe com os dois braços a perna esticada na vertical. A perna esquerda fica esticada no chão. Não erga os quadris! Se conseguir fazer isso com facilidade, a musculatura está em ordem. Em seguida teste a perna esquerda.

- **Alongamento**

Repita regularmente o exercício-teste. E tente fazer este exercício: deite a sua perna esticada no assento de um banco, a ponta do pé da perna de apoio voltada para a frente. Dobre-se para a frente devagar — dobrando o quadril. Tente chegar o esterno o mais para a frente possível.

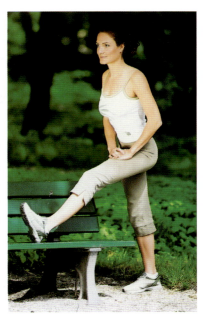

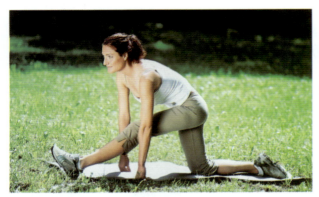

Você pode tentar fazer o mesmo exercício de alongamento na posição de joelhos. Atenção: não arquear a coluna como um gato!

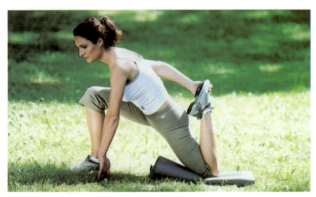

• **Teste**

A musculatura do lado dianteiro da coxa em combinação com a musculatura da articulação do quadril

Aqui a posição exata é especialmente importante! Ajoelhe-se sobre o joelho esquerdo, e flexione bem para a frente, sobre a perna direita. Com isso, a parte dianteira da perna fica na vertical com o chão. Empurre o seu quadril para a frente e para baixo a ponto de surgir uma linha reta entre a sua coxa esquerda e a parte superior do seu corpo. O quadril deve continuar esticado. Com a mão direita pegue a ponta do pé esquerdo, e puxe o calcanhar esquerdo na direção das nádegas. Se precisar dobrar o quadril para fazer isso ou se não alcançar o calcanhar, a musculatura está encurtada. Agora teste o outro lado.

## EXERCÍCIO

• **Alongamento**
O impulsionar dos quadris para a frente na posição inicial já descontrai a musculatura. Você pode variar o exercício de teste, enrolando uma toalha de rosto ao redor do tornozelo e alongando o braço dessa maneira.

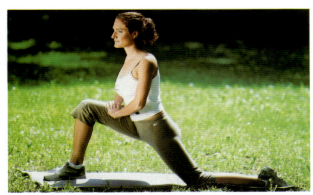

• **Teste**
A musculatura da barriga I

Desta vez trata-se de descobrir até que ponto os seus músculos abdominais são fortes: deite-se de costas. Então repouse as pernas em ângulo reto com o quadril e o joelho sobre um banco. Coloque as mãos nas orelhas e erga a parte superior do corpo (ilustração à direita), até tocar os joelhos, com os cotovelos voltados para a frente no caso ideal.

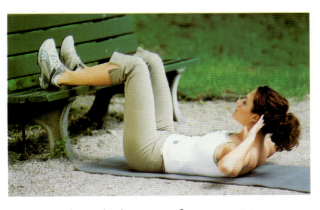

• **Teste**
A musculatura da barriga II

Deite-se de costas, com as pernas dobradas em ângulo reto. Prenda dois lápis na região poplítea e então estique os braços para trás: tente devagar e sem impulso levantar a bacia do chão sem perder os lápis ao fazer isso. Expire durante o esforço para não pressionar.

*Exercício com variações*

Fortalecimento: ambos os exercícios-teste fortalecem a musculatura reta da barriga. Comece com o primeiro exercício. Depois há muitas possibilidades de variação, talvez com o cotovelo direito para o joelho esquerdo e vice-versa. Com isso a musculatura oblíqua da barriga será fortalecida. Cuide para que a articulação do quadril "fique quieta" em cada exercício para a musculatura abdominal. Caso contrário, como nos "antigos" exercícios para os músculos da barriga (prender os pés embaixo do banco e elevar a parte superior do corpo), é exercitada a já sobrecarregada e com isso tensa articulação do quadril (iliopsoas). Podemos fortalecer em duas séries (depois de três até cinco) de cinco a 15 repetições. É suficiente quando você sentir que a força do músculo abdominal se esgotou, que a barriga está de morna a quente e começa a arder. Quando acontece isso, deve-se repetir mais cinco vezes o exercício a fim de estabelecer um nítido impulso de crescimento. A boa notícia é que o calor se instala muito depressa nas pessoas com os músculos abdominais menores e, por isso, elas precisam de muito poucos exercícios.

A esta altura, está na hora de fazer um dos exercícios de alongamento.

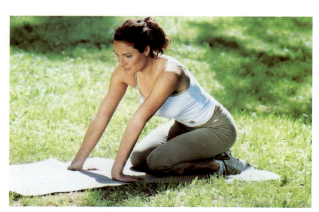

• **Teste**
O lado interno dos antebraços
Ajoelhe-se. Coloque as palmas das mãos no chão, alinhada aos ombros, de tal modo que o polegar fique para fora e os dedos apontem para os joelhos. Sente-se para trás até que no caso ideal se forme um ângulo reto entre o chão e os seus antebraços. Não chegue ao limite da dor e respire tranqüilamente.

• **Alongamento**
O exercício que serve de teste é, ao mesmo tempo, um exercício de alongamento. Você pode variar a posição das mãos. Elas podem ficar entre os joelhos, apontando cada vez para o joelho e um pouco para fora. Também é possível alongar-se em pé. Nesse caso coloque as palmas das mãos sobre uma mesa.

• **Teste**
Os lados externos dos antebraços
Ajoelhe-se. As costas das mãos estão deitadas no chão, os polegares apontam para o corpo. Apóie-se no chão, de modo que os pulsos apontem um para o outro, alinhados aos ombros (ilustração à direita). Então cerre os punhos e apóie as costas das mãos para dentro no chão. Se conseguir fazer este exercício sem problemas, a musculatura está em ordem.

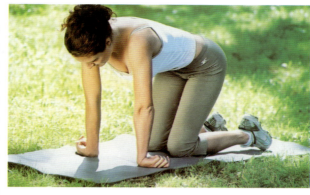

• **Alongamento**
Fazer regularmente o exercício que serve de teste. Se os seus músculos estiverem muito encurtados, o exercício fica mais fácil quando você aumenta a distância entre os braços.

*O exercício regular é importante*

• **Teste**
A musculatura dos ombros e do peito
Fique em pé, ereto, e entrelace os dedos atrás das costas. Estique totalmente os braços e tente levar os braços esticados para trás e para cima até conseguir ao menos um ângulo de 40 graus. Se não obtiver êxito nisso, a mobilidade nas articulações dos ombros está prejudicada.

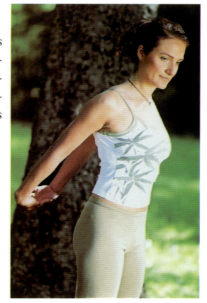

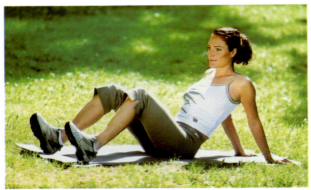

- **Alongamento**

Além do exercício que serve de teste você pode fazer os seguintes alongamentos:

Sente-se no chão. Apóie os braços esticados, alinhados aos ombros, atrás das costas. Escorregue um pouco para a frente com as nádegas até que surja uma tensão perceptível na região escapular. Levante levemente o tórax para cima e respire profundamente na parte superior do seu tórax. Mantenha essa posição por cerca de 30 segundos.

De resto, todos os testes padrão só valem quando não se têm alterações doentias nas articulações.

*Assim nos alongamos corretamente*

Um músculo que tenha tido o seu comprimento prejudicado e por isso não funcione mais perfeitamente, pode ser alongado outra vez de diferentes maneiras. O que é alongado é sempre o corpo carnoso de um músculo, visto que os ligamentos se compõem de fibras que praticamente não podem ser alongadas. O alongamento precisa de tempo e obedece a determinados ritmos. Isso significa o mesmo que ceder, ficar mole e soltar. Devemos dosar pacientemente a tensão do alongamento. Alongar-se além do limite da dor muitas vezes provoca ressaca muscular e diminui o efeito. O velho conhecido "balancear" também se justifica apenas no final da fase de aquecimento, diretamente antes de uma intervenção esportiva. Quem quer fazer algo de bom para o seu corpo, orienta-se pelo conhecimento provindo da doutrina oriental de sabedoria: "O caminho é o objetivo."

*O caminho é o objetivo*

Alongar-se não é somente ginástica, mas também um sentir consciente do nosso lado feminino que, portanto, leva ao equilíbrio interior. E é dessa maneira que você tem de agir:

Fique na posição de alongamento e então, devagar, forme durante cerca de dez segundos uma tensão, sem atingir o limite da dor. Mantenha essa tensão durante mais 20 segundos, enquanto respira calma e fluentemente. Concentre-se na musculatura a ser alongada e, se for o caso, corrija a tensão. Durante a expiração solte conscientemente os ombros e deixe-os cair. Sorrir torna o exercício mais fácil.

Os exercícios isolados de alongamento são ainda mais eficazes quando se cria rapidamente uma tensão oposta durante 20 segundos no músculo depois de uma primeira fase de alongamento, isto é, quando tensionamos esse músculo durante cinco a sete segundos e, por assim dizer, agimos contra a tensão do alongamento. Quando nos alongamos outra vez, o alongamento é mais fácil e maior do que antes. Além disso, o efeito desejado é mais duradouro.

*Crie uma tensão oposta*

*Uma boa manhã começa com exercícios de alongamento*

Qual o melhor modo de nos alongarmos?
- Um alongamento cuidadoso pela manhã produz um sentimento corporal suave e energético que dura o dia inteiro. Para essa finalidade basta um alongamento sem repetição.
- Exercícios para o alongamento dos músculos que já estão mais curtos dão mais certo quando eles estão bem aquecidos. Portanto, exercite-se logo depois de uma ducha quente, depois da sauna ou, de preferência, depois de alguns minutos de movimentação descontraída, quando "o calor surge a partir de dentro". O alongamento em água térmica na temperatura natural do corpo, na gruta para suar (até cerca de 50 graus) ou no tepidário, um local de descanso climatizado do banho romano, é especialmente agradável. No caso de encurtamentos que chamem a atenção você deve alongar o grupo de músculos correspondente de duas a três vezes por dia. Você deve exercitar-se no mínimo durante um minuto e chegar quase ao limite da dor.
- Antes de praticar esportes deve haver um bom alongamento no programa de aquecimento. Músculos frios não só são "duros" e, portanto, mais predispostos a ferimentos, mas também têm um fraco desempenho.
- Depois da atividade esportiva é apropriado o alongamento suave da respectiva musculatura. Assim prevenimos encurtamentos, problemas do metabolismo, bem como a ressaca muscular e eventuais ferimentos. Para essa finalidade bastam alongamentos únicos de meio minuto sem repetição.

Desfaça lentamente a posição e sacuda cuidadosamente a musculatura antes de repetir o alongamento ou continuar com outros exercícios. Recomendam-se uma ou duas repetições por grupo de músculos.

*Assim fortalecemos toda a musculatura*

*Fortalecimento de toda a musculatura*

Em todos os exercícios de fortalecimento, o organismo deve estar bem aquecido. Fortaleça a musculatura correspondente com cinco até 20 repetições do exercício. E então, de preferência em duas séries, entre as quais você deve fazer uma pausa. Mesmo se no começo os exercícios forem difíceis e cansativos, continue; tente executar uma parte do exercício, então aumente a tensão da musculatura e procure manter sua posição isométrica durante alguns segundos para trazer progresso. A cada esforço você deve expirar a fim de evitar a respiração comprimida e desnecessárias alterações de pressão arterial.

Naturalmente é mais eficaz quando você faz os seus exercícios de maneira muito regular e conseqüente. Habitue-se a um ritual de exercícios. Ele pode ser assim:

- aquecimento lento
- exercício ou esporte (pólo ativo)
- tranqüilização da circulação (fase de encerramento)
- Alongamento (pólo passivo), reposição de líquidos, cuidados com o corpo e regeneração.

Quando um programa como esse se transforma num ritual diário, você faz muito pela sua saúde.

# O Que Você Pode Fazer?

## Exercícios de ginástica para a consciência

Eis aqui ainda um programa muito especial que se preservou durante anos nos seminários e cursos de formação. Tanto os esportistas como aquelas pessoas que vêem o seu caminho muito mais na meditação mostraram-se atraídos por ele. Os exercícios adquiriram fama com o nome de *ginástica para a consciência*. Não se assuste, pois no início os exercícios não são nada agradáveis. Com a ajuda deles reconhecemos muito mais o quanto estamos presos aos nossos padrões e como é difícil para nós abandoná-los e estabelecer outros. Mas é justamente isso que é importante e, de passagem, pode-se aprender com este método. A ginástica para a consciência é um programa de exercícios predominantemente físicos, mas que aumenta a mobilidade em todos os âmbitos e, desse modo, também a inteligência.

A terapeuta norte-americana Jean Houston constatou que com a ginástica para a consciência é possível aumentar nitidamente o quociente de inteligência em todas as fases da vida. Obviamente, os exercícios fazem com que sejam formadas novas ligações nervosas no cérebro. E mais ligações significam mais possibilidades e uma inteligência mais elevada.

Conclui-se, a partir disso, que os exercícios propiciam o despertar diante de desafios importantes de qualquer tipo e a coordenação dos hemisférios cerebrais. A perspectiva pessoal se amplia e a visão geral melhora. Quando desafiamos a nossa concentração com esses pequenos exercícios, no final estamos totalmente presentes.

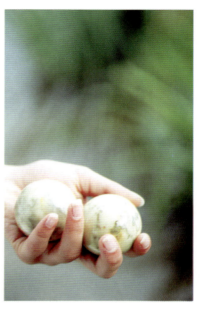

*Todo começo é difícil*

O programa também estimula a coordenação do nosso cérebro e, conseqüentemente, das metades do nosso corpo. Com o peso totalmente concentrado no lado esquerdo do cérebro, na maioria das vezes sequer temos a idéia de incluir as possibilidades do lado direito, o que seria útil em todas as situações exigentes. Finalmente, o entendimento rápido dos interrelacionamentos e padrões só é possível no trabalho conjunto dos dois hemisférios cerebrais. O programa de ginástica para a consciência ajuda-nos a coordenar melhor as metades do corpo, e tudo contribui para que isso atue sobre as metades cerebrais e estimule a sua coordenação. Dessa maneira, do ponto de vista integral, nós nos tornamos mais capazes de captar e de ter um bom desempenho.

*Assim a coordenação dá certo*

Portanto, exercitar-se compensa, pois esse tipo de ginástica pode, mais tarde, nos divertir muito e oferecer mais do que podemos imaginar. De início só darão certo os exercícios mais simples; os avançados nos trazem dificuldades e a "ficha" pode demorar a "cair". Depois que eles se integrarem à nossa carne e sangue, não mais desejaremos perder a maioria dos nossos programas de exercícios; é exatamente a fase mais difícil do aprendizado que traz mais benefícios.

### Acariciar a barriga e bater no alto da cabeça

A primeira parte do exercício é acariciar suavemente a barriga com a mão direita no sentido horário. Depois bate-se com a superfície interna da mão esquerda verticalmente no alto da cabeça, com o pensamento de que as batidas suaves na cabeça aumentam a capacidade de pensar. Fique atento, por favor, para que os movimentos sejam executados em linha reta e na vertical, de cima para baixo.

Então é decisivo o terceiro passo: na combinação dos dois exercícios trata-se de bater ao mesmo tempo na cabeça e de acariciar a barriga. Você deve prestar atenção principalmente para não descrever uma "auréola ao redor da cabeça por engano ou bater na barriga; você deve deixar a mão direita fazer círculos na barriga e movimentar a esquerda de cima para baixo.

Caso esse exercício dê certo, depois de algum tempo você pode trocar de lado. Na segunda tentativa ele também dará certo — e na maioria das vezes em tempo bem menor, visto que a coordenação aumenta.

### Desenhar círculos

Este exercício pode ser feito tanto sentado como em pé, mas no início será mais fácil fazê-lo em pé. Primeiramente buscamos uma boa posição com o pé esquerdo para poder manter o equilíbrio. Em seguida começamos a fazer círculos no sentido horário com o pé direito rente e paralelo ao chão. Quando conseguirmos fazer isso com segurança e facilidade, podemos encerrar este exercício e passar para o segundo. Faça com a mão direita e paralelamente ao chão movimentos circulares, mas no sentido anti-horário. Você conseguirá fazer isso com esforço, o que possibilita o terceiro passo, isto é, executar ambos os exercícios ao mesmo tempo. Com o pé direito no sentido horário e com a mão direita no sentido inverso. A confusão inicial pode parecer grande, mas a dificuldade corresponde àquela de fazer os dois lados do nosso ser trabalhar em conjunto.

Assim como o lado esquerdo do nosso corpo corresponde à parte feminina do ser, e o direito ao lado masculino, a parte do corpo acima da linha da cintura é atribuída ao pólo masculino e a abaixo da linha da cintura ao pólo feminino. Essa divisão não é absoluta, mas segue o símbolo arquetípico do Tai Chi, onde no campo yang branco está o ponto negro do yin feminino e vice-versa; no campo negro yin há o ponto yang branco. Correspondentemente, no lado direito masculino do corpo fica o hemisfério cerebral arquetipicamente feminino e do lado esquerdo feminino do corpo fica o hemisfério cerebral arquetipicamente masculino.

Analogamente, na parte superior corporal masculina encontramos os seios femininos e abaixo da linha da cintura no âmbito feminino encontramos o membro masculino.

Quanto mais você conseguir combinar os diferentes exercícios uns com os outros nesse âmbito lúdico, com mais facilidade conseguirá juntar os diferentes âmbitos do seu ser. Basicamente, terá êxito em combinar com mais facilidade, também em situações exigentes, o "pólo de empreendedores" ativo masculino com o "pólo sensitivo" feminino passivo do seu ser. Quando tiver êxito nessa parte do exercício, as direções podem ser trocadas.

Quando então trocamos geralmente o lado direito do corpo e deixamos o lado esquerdo praticar, ele entende mais rapidamente o que o direito já aprendeu. Existe uma nítida transferência de experiências entre ambos os lados do corpo. Assim como o primeiro exercício preparou o terreno para o segundo, os dois primeiros estimulam o domínio do terceiro, simplesmente porque a capacidade de coordenação aumenta perceptivelmente e o organismo obtém cada vez mais a capacidade de abandonar os velhos padrões de exercício físico.

O que pode dar certo no âmbito físico transfere-se para o âmbito mental e psíquico, uma vez que, no nosso organismo como um todo, tudo está relacionado com tudo, não só no microcosmos do nosso corpo mas também no macrocosmos do nosso mundo e, por fim, no universo inteiro.

## Clique claque

Agora você pode ousar fazer um exercício de coordenação mais difícil. Coloque os pés paralelos um ao lado do outro e, de pernas fechadas, de início deixe o lado esquerdo do corpo em repouso, enquanto levanta a mão direita firmemente para o alto. Essa posição é chamada de *clique*. Então leve o braço direito para baixo fazendo um semicírculo deslizando pela calça até embaixo: a esse ponto final chamamos de *claque*.

Depois de executar algumas vezes esse ritmo *clique, claque*, deixe o lado direito em repouso e dedique-se ao esquerdo com um exercício um pouco mais exigente.

Novamente a posição da mão levantada verticalmente acima da cabeça é chamada de *clique*. Subseqüentemente deve-se descer o braço em semicírculo, mas permanece nos 90 graus, portanto, na horizontal. Para o lado esquerdo essa posição com o braço esticado de lado se chama *claque*. O movimento seguinte leva bem para baixo, até embaixo, na altura da bainha da calça, que novamente é chamada de *clique*. De acordo com isso, do lado esquerdo temos de manter três estações alternadas, em que em cima e embaixo se fala de *clique* e no centro de *claque*. A tentativa de coordenar ambos os lados no ritmo comum *clique-claque-clique-claque* etc., de início será confusa. No começo faça esse exercício devagar ou com a tentativa de deixar ambos os lados evoluírem, um de cada vez, automaticamente o seu programa. Certo é, entretanto, que com um pouco de prática, depois da sensação inicial de impossibilidade, isso funciona para a maioria das pessoas. O resultado é surpreendente e admirável.

Pela troca do programa nos lados do corpo também se pode ampliar o jogo e, novamente, você verá que depois da troca não tem de começar outra vez do zero: a coordenação é cada vez melhor.

Apesar de esses exercícios levarem apenas alguns minutos, eles objetivam um efeito surpreendente. Eles são especialmente recomendáveis antes de acontecimentos importantes, em que a coordenação nos âmbitos físico e psíquico seja significativa. Antes de uma viagem mais longa de bicicleta eles são igualmente relevantes como os alongamentos depois dela, para deixar os músculos encurtados pelo esforço novamente na posição de partida.

Por outro lado, esses exercícios também podem ser úteis antes de reuniões importantes e de desafios mentais a fim de fazer o próprio ser trabalhar de modo coordenado.

## Versão para avião com triângulo e círculo

Enquanto os exercícios apresentados até o momento exigiram mais espaço para a execução, a versão para o avião pode ser praticada num mínimo de espaço com muita eficácia. Enquanto a mão esquerda desenha um triângulo no ar, a direita pinta um círculo. São surpreendentes os quadros que resultam disso, antes que círculos e triângulos reconhecíveis se tornem visíveis. Esse exercício pode ser variado à vontade, pois nele existe um sentido mais profundo do que o de toda a série de exercícios. Você não só pode mudar o padrão em ambos os lados, mas também indicar outros padrões: quadrados podem ser coordenados com pentágonos, losangos com retângulos; em posição horizontal com fitas octogonais verticais; não há limites para a fantasia.

O sentido mais profundo desse exercício é pensar em novos desafios e dominá-los. É divertido não poder fazer como de costume, mas, rompendo a rotina, usar os antigos padrões e limitações para "unir novos caminhos no cérebro".

É por isso que o verdadeiro lucro — o aumento da coordenação, flexibilidade e inteligência — está na fase difícil e exigente do exercício. Ao contrário, a repetição freqüente de alguns poucos exercícios bem aprendidos não resulta em muita coisa.

Com o tempo convém variar e combinar diferentes exercícios, descobrir novos e percorrer os próprios caminhos desafiadores. Assim podemos combinar os exercícios da ginástica para a consciência com a caminhada — na esteira, mas também lá fora na natureza. Quem andar "clique-claque" pela floresta e respirar conscientemente ao fazer isso, obtém mais do exercício.

A criatividade é outra forma de inteligência que não só se mostra na solução dos problemas, mas também na descoberta de novas fantasias.

Por outro lado, além de ser determinada pelo QI, a inteligência emocional também é determinada pelo QE (quociente emocional), e quem gostar desse jogo pode medir o crescimento de sua inteligência física por meio dos exercícios acima e, principalmente, treiná-la também.

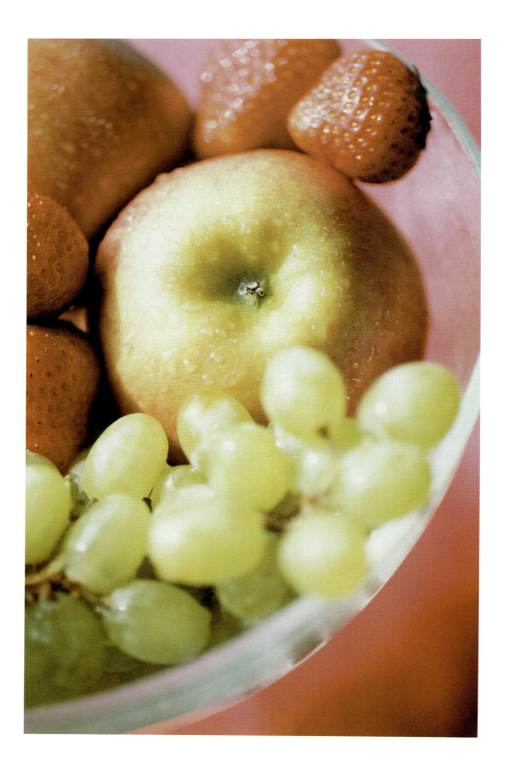

# Alimentação

## O Que Você Precisa Saber?

### Os fundamentos

Hoje, quando falamos de dieta pensamos em perda de peso. E assim, vemos apenas uma parte da questão. A palavra dieta remonta historicamente à palavra grega *diaita,* que significava estilo de vida, modo regrado de vida e classificação de vida.

A dietética — portanto, a doutrina da alimentação —, foi uma disciplina muito antiga da medicina, se não a mais antiga. Pois desde o início os homens conheciam com clareza o inter-relacionamento entre alimentação e bem-estar. Eles sentiam que comida de qualidade inferior os enfraquecia e os fazia adoecer. Assim sendo, o cuidado com a boa alimentação deve ser tão antigo quanto a própria humanidade. Isso sem levar em conta que a sensação de fome é uma sensação primordial do ser humano e antigamente — em tempos de carência — deve ter representado um papel muito imperativo na vida dos homens.

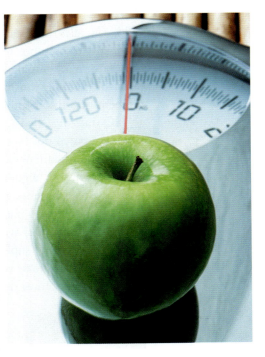

*Quem come bem, sente-se bem*

A luta bem-sucedida contra a fome, juntamente com o aumento da higiene, é a razão decisiva para atingirmos idade cada vez mais avançada. No entanto, hoje o pêndulo da fome oscila para o pólo oposto, levando à hiperalimentação e à alimentação incorreta, e se torna um fator de limitação do tempo de vida. Contudo, é tão simples se alimentar de maneira saudável!

## Alimentação de acordo com a idade

Quando comemos talvez fique mais claro que, do ponto de vista biológico, nós ainda não nos afastamos tanto assim do reino animal. Com os animais que crescem em seu meio ambiente natural, podemos aprender algo do ponto de vista de uma alimentação significativa. "Alimentar-se como um porco" para muitas pessoas seria de fato um progresso relativo, que aumentaria drasticamente a qualidade de vida. Mas, nesse caso, devemos pensar num porco-do-mato. Ele fareja tudo antes de comer. Se imitássemos essa atitude, não poderíamos comer a maioria dos produtos do supermercado. Ou eles não têm nenhum sabor ou apresentam aromas artificiais. Em tempos muito antigos as pessoas confiavam em seu bom faro, para o qual aponta ainda hoje o nosso enorme cérebro olfativo. Há bons motivos para confiarmos mais no nosso olfato, também nos dias de hoje.

*Confie no sentido do olfato*

O trato digestivo dos porcos e dos seres humanos é bastante parecido. O porco-do-mato é de fato um onívoro, mas a sua alimentação é predominantemente vegetariana. Ele não poupará um besouro se encontrá-lo alguma vez entre as raízes, os tubérculos e as bolotas. Analogamente, podemos tranqüilamente comer um verme que estiver oculto no meio das frutas. No entanto, também não são boas para nós porções avantajadas de carne, que classificam os vegetais e os grãos como suplemento alimentar.

Verifica-se que os vegetarianos têm melhor saúde e são menos predispostos ao câncer do que os seus semelhantes que ingerem car-

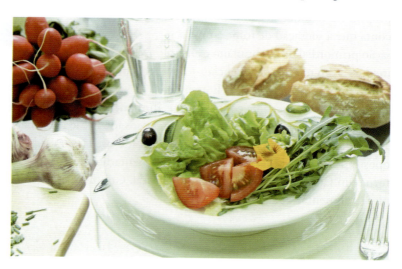

ne. Para nós não seria nada mau comer como um porco-do-mato; essa também não é a única coisa que podemos aprender com os nossos parentes animais.

*Em geral os vegetarianos são mais saudáveis*

Por exemplo, as feras — com exceção de algumas que hibernam — não conhecem a obesidade. Obviamente elas sabem avaliar melhor o que lhes faz bem e também sabem quando, vez ou outra, não há nada melhor para comer. Em caso de doença, às vezes elas renunciam à alimentação por muito tempo, de maneira que todas as forças da regeneração do corpo possam fluir. Com o jejum consciente, algumas pessoas primeiro adotaram aos poucos um padrão de comportamento e, a partir daí, o desenvolveram significativamente. Enquanto quase todos os animais cultivam essa simples e preservada "medida dietética", comparativamente poucas pessoas conseguem dar esse passo.

Vegetariano ou consumidor de carne — essa decisão cabe a cada um tomar por si mesmo; afinal, isso depende da situação muito pessoal e do ambiente social. Com certeza o consumo de carne em si mesmo não é ruim, simplesmente podemos recomendá-lo sem reservas para os tigres e leões. Do ponto de vista da medicina, tudo indica de preferência uma alimentação integral predominantemente vegetariana, talvez complementada com peixe e carne uma ou duas vezes por semana. Assim, por exemplo, a nossa dentição tem mais dentes molares do que caninos e incisivos. Se fosse nossa determinação alimentarmo-nos como feras, também teríamos as presas como elas. A nossa dentição, no entanto, com seus molares (do latim *mola(ren)*=moinho) nos aponta predominantemente como comedores de plantas e grãos.

*A decisão é nossa*

Isso também é indicado pelo nosso intestino, que é longo demais para um carnívoro. Se avaliarmos o comprimento do corpo em relação ao comprimento do intestino, classificamo-nos mais como vegetarianos do que como feras. Até recentemente, a carne também era algo especial no cardápio.

Até o último século, a carne — principalmente no campo — era considerada um prato para dias de festa, quase não era servida durante a semana. Mais uma razão para as pessoas se alegrarem com o assado domingueiro. Com a crescente prosperidade, nós pudemos consumi-la mais vezes, transformando todo dia num dia de festa no que se refere à alimentação. O que, contudo, não faz bem a todos: o grande exército de reumáticos e dos pacientes de gota das nações industriais comprova isso de modo doloroso. Os nossos hábitos alimentares modificaram-se principal e visivelmente nas

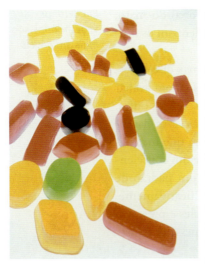

últimas décadas: isso fica de fato mais claro no consumo de carne.

Ele aumentou em 90% do final dos anos 50 até o final dos anos 80 do último século, depois de já ter aumentado continuamente durante os séculos anteriores. Ao mesmo tempo, nas últimas três décadas a parte de alimento rica em substâncias de lastro diminuiu em 30%. Para tanto, o aumento de gorduras foi de 10%, o de doces foi de 30% e o de frutas, principalmente as cítricas, foi de quase 80%. O fato de ingerirmos mais frutas cítricas, à primeira vista pode ser considerado uma tendência positiva. No entanto, mais tarde se verá que, sob o aspecto dos efeitos térmicos dos gêneros alimentícios, isso nem sempre deve ser assim. Quando falamos de comida, não se trata do que comemos, mas do por que preferimos isto ou aquilo. E então as discussões muitas vezes abrangem muitos outros âmbitos. Assim, os vegetarianos às vezes são mal vistos pela população, mesmo que muitas pesquisas comprovem biologicamente que o seu estilo de alimentação é totalmente sadio. Isso se deve certamente ao mal-estar que muitas pessoas têm diante de uma mudança de opinião, mas em parte também se deve à exagerada apresentação pessoal de muitos vegetarianos, que não só gostam de se considerar mais saudáveis, mas também pessoas melhores.

Finalmente, acrescentam-se também considerações éticas aos argumentos relativos à saúde de uma vida com redução da carne. Na verdade, muitos santos eram vegetarianos, entre eles São Francisco de Assis, mesmo que ele tenha tido seus anos de viver bem e de gostar de doces.

*O consumo de gordura aumentou*

Se ainda vivêssemos ligados à natureza, com certeza teríamos um relacionamento diferente com os animais, e o valor da carne seria muito diferente entre nós. Quem olhar muitas vezes para os olhos castanhos de um bezerro, valorizará a sua carne de modo diferente do que alguém que só a conhece em forma de bifes. Quem vê os patos e gansos nadarem com suas famílias no rio em frente à sua casa, também come — isso, se comer — o assado com mais consciência. Uma ajuda decisiva também para as pessoas indecisas é só comer aquilo que puderem preparar do início até o fim. Quem mata uma galinha, lhe tira as penas e os miúdos decide com mais consciência; quem come tiras de peixe industrialmente preparadas ou *nuggets* de frango perde muito mais esse relacionamento. Portanto, apesar das muitas emoções e do amor aos animais, deve-se evitar valorizar as outras pessoas de acordo com os seus hábitos alimentares, pois esses hábitos cada um deve achar e defender por si mesmo. De acordo com a experiência, xingar fanaticamente as pessoas que pensam e comem de modo diferente não modifica nada, apenas o próprio exemplo. Quem se sente bem em seu corpo sadio e bem alimentado, também tem boa aparência e irradia contentamento. E desse modo podemos com certeza fazer a melhor propaganda da nossa comida.

*A cada um o seu*

# O Que Você Pode Fazer?

## Os três componentes principais da nossa alimentação

Carboidratos, gorduras e proteínas sempre foram considerados, na doutrina ocidental da alimentação, os três componentes principais da nossa alimentação. No passado nos interessávamos principalmente pelo seu valor de combustão. Em épocas de carência, para calcular quantas calorias uma pessoa precisava para sobreviver; em épocas de abundância, para indicar com quão poucas calorias emagreceriam. Se essa ração se compunha de pão, carne enlatada ou chocolate era indiferente. Hoje sabemos que é decisivo o modo como consumimos a nossa quantidade de calorias. Entretanto, há recomendações de como deve ser o nosso cardápio. A medicina tradicional parte de que se deve compor a quantidade de calorias ingeridas da seguinte maneira:

*Carboidratos, gorduras, proteínas*

• 50% até 60% de carboidratos
• cerca de 20% a 25 % de gorduras
• cerca de 20% a 25% de proteínas

Se observarmos o nosso intestino e a nossa dentição, essa divisão parece combinar conosco. Hoje ela é aceita pela maioria das escolas de nutrição, com pequenos desvios. Para muitas pessoas a porcentagem de gordura de 20% a 25% pode parecer alta. Mas quando consideramos que na cozinha austríaca desta nossa época burguesa a quantidade de gordura está entre 40% a 60%, o problema fica claro. Nisso, a borda visível de gordura não representa a parte do leão, mas muito mais a grande quantidade das assim chamadas gorduras escondidas.

Elas estão, por exemplo, no *ketchup*, nos molhos cremosos, na lingüiça, nas frituras e nos pratos à base de farináceos; sim, até nos doces a quantidade de gorduras invisíveis é enorme.

*Gorduras escondidas são perigosas*

A parte significativamente maior de uma pirâmide alimentar imaginária deve constar de frutas e verduras cruas, refogadas e cozidas. A isso se acrescentam várias espécies de cereais e aquilo que se faz com eles. Basicamente, já se reserva menos lugar para o peixe e a carne, bem como para o leite e todos os produtos derivados, como os queijos. No alto encontramos um espaço livre, que você pode, de consciência tranqüila, preencher com aquilo de que gosta e que falta na pirâmide. Alimentação sadia não significa renúncia aos gostosos "alimentos prediletos", mas a sua classificação num harmonioso balanço geral! Se compararmos a pirâmide com o que o alemão comum come, fica claro o quanto ele se desvia do valor certo. Em virtude de questões de paladar e de hábitos, nós deslocamos o ponto de gravidade nitidamente em favor da gordura e da proteína. Muitas pessoas até mesmo inverteram a pirâmide e a colocaram de cabeça para baixo. Opiniões ultrapassadas de que "apenas a carne dá muita força" não raro levam ao caminho errado. Também devemos levar em conta o preparo diferente dos alimentos: 100 gramas de batatas cozidas com casca não contêm nem mesmo meio grama de gordura, ao contrário de 100 gramas de batatas fritas, que contêm 40 gramas de gordura.

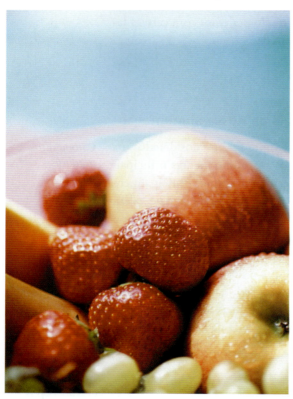

*O principal são os cereais*

Cada grande cultura de cerca de 10.000 anos antes da nossa contagem do tempo tinha o ponto de gravidade de sua alimentação num tipo de cereal. No Egito era o trigo; na Ásia, o arroz; na América do Sul, o milho; entre os germanos, a aveia. O cereal integral era o alimento básico diário em grãos inteiros, esmagados, ralados ou moídos, crus, cozidos ou assados. Misturados com legumes, nozes ou frutas surgiu uma alimentação biológica básica significativa, pela qual podemos nos orientar.

## O homem moderno e o seu dilema

Contudo, essa divisão da alimentação com uma grande parte de carboidratos pressupõe que esses carboidratos também sejam gastos e respectivamente queimados. Isso, por sua vez, exige muitos exercícios harmoniosos, como foram descritos no capítulo anterior. Quem não se exercita mais suficientemente e degenera para o assim chamado "saco de batatas", não só comerá alimentos demais, mas também um excesso de carboidratos, que — especialmente na forma refinada — pode levar à obesidade e, por fim, a doenças, como o diabetes do tipo II.

Não existe nenhuma saída satisfatória para esse dilema, a não ser a volta à prática suficiente de exercícios. Um desvio para mais proteínas e gorduras não é solução, como demonstram os riscos que ameaçam dessa direção. Hoje, quem quiser alimentar-se de acordo com o tipo e de modo saudável também precisa exercitar-se. Na História foi sempre assim: o exercício e a atividade vinham antes da comida; isso parece ter-se impregnado em nossa herança por milhões de anos. Portanto, sempre temos de ver a alimentação e o exercício juntos ou, em outras palavras, cuidar para que o *input* e o *output* estejam em bom relacionamento mútuo.

Analisemos então, isoladamente, os três componentes principais da nossa alimentação.

## Carboidratos

Os carboidratos estão divididos em dois grandes grupos: o açúcar de corrente curta e o açúcar de corrente longa.

*Há dois grupos de carboidratos*

Aqui cabem todos os produtos de cereais como o pão, o arroz, o macarrão, mas também as batatas e os alimentos farináceos, as tortas, o açúcar, o chocolate... portanto, aqueles doces que liberam energia rapidamente. Quanto mais curtas forem as correntes das moléculas do açúcar, tanto mais rapidamente a energia ficará à disposição. O rápido aumento do açúcar no sangue pelo açúcar refinado de corrente curta também é o que nos deixa gordos.

Nossa principal fonte de energia devem ser os carboidratos o mais naturais possível, que são mais difíceis de serem abertos pelo organismo e por isso precisam de mais tempo até chegarem ao sangue como açúcar. Assim são evitados os rápidos aumentos de açúcar. Na linguagem dos fãs de dietas, os carboidratos têm um baixo *índi-*

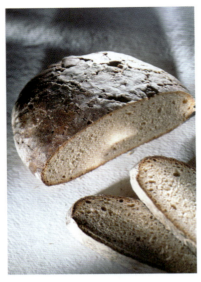

*ce glicêmico*. Além disso, eles evitam a tendência ao diabetes II, que aumenta velozmente devido ao excesso de carboidratos refinados.

Infelizmente, raramente se presta atenção nisso. É extremamente grave que os carboidratos ingeridos estejam em sua maior parte desnaturalizados. E isso se reflete na nossa saúde e, antes ainda, na nossa capacidade de desempenho.

O grão integral oferece muitas vantagens no que se refere à saúde, mas as farinhas integrais têm duração limitada, porque os ácidos graxos altamente saturados contidos na semente oxidam e, portanto, a farinha logo fica rançosa. Em vista disso, a indústria de gêneros alimentícios começou a "refinar" a farinha. Com isso ela fica mais robusta e durável, mas também biologicamente menos valiosa. Por isso é importante mudar a nossa alimentação.

A volta à integralidade também pode ser apetitosa. De fato o intenso uso de aromas artificiais levou a um aumento e embotamento do paladar, mas um verdadeiro gastrônomo dará preferência às substâncias aromáticas dos morangos frescos em vez de às artificiais.

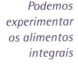

*Podemos experimentar os alimentos integrais*

Antes de mais nada, ele sabe que a parte predominante do sabor dos morangos exigida pela indústria alimentícia provém de substâncias aromáticas que, por meio de um tratamento especial, é obtida de uma espécie de madeira australiana. E como a madeira é uma substância natural, a indústria pode escrever no pote de iogurte "enriquecido com aromatizantes naturais". Os fabricantes têm a sorte de a maioria dos consumidores não saber o que come.

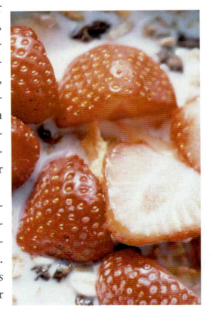

O bom paladar, no entanto, é um meio excelente de recebermos mais gêneros alimentícios sadios no nosso cardápio. Existe a esperança de as pessoas se sentirem seduzidas por levar uma vida melhor — nos seminários —, quando até mesmo adeptos obstinados do pão branco, do macarrão branco e do arroz polido se encantam com a cozinha mediterrânea, com muita verdura fresca e saladas crocantes. Para que uma mudança de alimentação seja bem-sucedida, devemos evitar riscar do cardápio, logo de saída, todos os produtos. Naturalmente, a mudança não deve ser feita à custa do sabor e do prazer ligado à alimentação.

Os pratos gordurosos também apresentam um problema. A curto prazo eles são considerados práticos e baratos, mas a longo prazo não são saudáveis e sim, nocivos, pois quase não contêm substâncias vitais e contêm na maioria das vezes toda quantidade de gordura inferior. Preparar uma comida gostosa com gordura não é problema; ao contrário, cozinhar sem gordura é uma arte. Em certas situações é melhor e mais saudável deixar de comer do que comer de modo errado. Quem jejua regularmente torna-se majestosamente independente.

*É preciso manter o prazer de comer*

Muitas pessoas que se alimentam de modo errado apostam nos complementos alimentares. Elas querem continuar comendo de modo não saudável, sem arriscar que o corpo leve desvantagem. Isso não só sai muito caro, mas também é o caminho errado. Com uma alimentação sadia integral, o corpo recebe suficiente ajuda para defender-se das toxinas do meio ambiente. Hoje, quem só come frutas de qualidade inferior já não pode mais esperar receber vitamina C suficiente; quem ingere gorduras refinadas e saturadas recebe vitamina E de menos; e o selênio também só está disponível em quantidade suficiente nos alimentos naturais.

Mas é mais significativo, porque é mais eficaz e muito mais barato, preferir as mil outras substâncias vitais de uma alimentação integral fresca do que ater-se a qualquer produto vendido nas farmácias.

## Gorduras

As gorduras podem ser de natureza animal ou vegetal. Elas se compõem quimicamente de um álcool de valor triplo, a glicerina, e três ácidos graxos superiores, as assim chamadas triglicérides. Sua energia é rendosa e dura por muito tempo. As gorduras têm um valor de combustão duas vezes maior que os carboidratos e as proteínas. Quando a grande quantidade de energia que levam ao corpo não é usada, ela

*O ser humano precisa de gorduras sadias*

se sedimenta em desagradáveis depósitos de gordura, como adiposidades no corpo. Apesar disso, a gordura é melhor do que a sua fama, ou seja, gordura não é igual a gordura. Conforme o sexo e a constituição física, o nosso corpo precisa entre 20% e 30% de gordura para isolamento e acomodação dos órgãos internos. A metade da gordura corporal é acumulada diretamente abaixo da pele, principalmente para proteger-nos das oscilações de temperatura. Mas a gordura também é importante para a digestão, ou as assim chamadas vitaminas lipossolúveis não podem ser captadas. Por isso, por exemplo, um pouco de nata deve ser acrescentada ao suco de cenoura para que possamos aproveitar a valiosa provitamina A da cenoura.

Dos três componentes da alimentação, hoje as gorduras têm de longe a pior fama. Antigamente acontecia exatamente o contrário. Quando os caçadores da Idade da Pedra abatiam um mamute longe da sua caverna, muitas vezes eles deixavam para trás a carne dos músculos para levar com eles as gorduras, mais valiosas. Para eles era importante o valor de combustão de sua presa. Com a gordura eles não só podiam iluminar e aquecer a caverna, mas aquecer também o próprio metabolismo. E, afinal, eles perceberam muito bem que o cansativo transporte da carne dos músculos quase acabava com a energia que o seu consumo lhes deveria trazer.

Assim, a gordura adquiriu má fama, porque com a crescente prosperidade os homens não precisavam consumir um assado suculento somente nos dias de festa e aos domingos, mas podiam ingerir bastante gordura animal e com demasiada freqüência. Além disso, com o calor da fritura ou do cozimento muito dos ácidos graxos insaturados são destruídos. Hoje podemos renunciar à gordura inferior e também indefinível que se esconde em muitos alimentos e pratos prontos. Os ácidos graxos essenciais são importantes para a nossa alimentação. Valiosos e irrenunciáveis para a nossa saúde são as gorduras vegetais de primeira qualidade, ricas em ácidos graxos insaturados (essenciais) como o linol e ácidos linoléicos, como o óleo de sementes de girassol, de milho, de cardo ou de trigo. Mas, como gordura animal, a manteiga tem o direito de estar no nosso cardápio e deve ser preferida à margarina, porque em geral esta é drasticamente aquecida durante o seu preparo, de modo que os seus ácidos graxos, antes insaturados, na maioria das vezes se tornam saturados até ela chegar ao mercado para ser vendida. Isso torna a manteiga mais valiosa — e para muitas pessoas o seu gosto também é melhor. Em

*Ácidos graxos saturados e insaturados*

todo caso, não devemos ir tão longe a ponto de apenas comer gorduras insaturadas. Os extremos sempre são ruins, pois simplesmente precisamos das gorduras insaturadas; e também das saturadas.

Especialmente importante para nós, hoje, é ter o cuidado de manter uma relação equilibrada entre os assim chamados ácidos graxos Ômega-6 e Ômega-3.

Essa relação (2 a 3 para 1) encontra-se de modo ideal, por exemplo, nas nozes, mas também na carne de caça. Hoje a alimentação consciente com óleos altamente insaturados leva a um considerável excesso de Ômega-6 e a uma escassez da variante Ômega-3.

O sabor não é um componente a ser desprezado na alimentação. Na verdade ele não deve determinar sozinho o que é apresentado no prato, mas tampouco deve faltar-lhe atenção. Que o azeite de oliva contém menos ácidos graxos altamente insaturados do que o óleo de linhaça é um fato, mas também que ele é mais saboroso com o queijo *mozzarella*. De preferência devemos optar pelo prensado a frio, pois então poderemos desfrutá-lo sem peso na consciência.

Um capítulo difícil sobre o tema da gordura é o colesterol que — de acordo com a minha opinião já apresentada há anos em V*erdauungsprobleme*[4] [Problemas digestivos] —, é injustamente considerado o grande vilão. O colesterol alto é realmente um mau sinal para a situação geral do organismo, mas o combate de um sintoma é inábil e, nesse caso, também não é sadio. O colesterol é um componente dos nossos terminais nervosos, da membrana da célula, base dos nossos hormônios sexuais e dos ácidos biliares, sem o qual não haveria a digestão das gorduras. Além disso, ele é um dos mais importantes materiais de reparação do corpo. Por isso, um alto índice de colesterol também é um mau sinal, pois indica uma situação de luta no corpo. Mas esse material de reparação não deve ser retirado quimicamente do corpo, pois isso apenas piora a situação.

*O controvertido colesterol*

## A problemática da gordura

Ácidos graxos saturados e insaturados, gordura animal e gordura vegetal, azeite prensado a frio ou refinado — muitas pessoas já confundem as muitas designações. A parte de gordura na alimentação, de longe a maior, de acordo com a memória da humanidade veio de fontes vegetais como as nozes e as sementes e de fontes animais co-

---

4. Rüdiger Dahlke e Robert Hössl. *Verdauungsprobleme*, Editora Knaur, 2001.

mo a manteiga, mas também da carne. O preparo do azeite e de outras formas de gordura era difícil, a conservação era um problema ainda maior.

Com a cultura crescente extraiu-se azeite de frutas oleaginosas como azeitonas, sementes de girassol ou nozes por meio de uma prensagem puramente mecânica. Esse tipo de fabricação tinha a desvantagem de o rendimento ser mínimo, mas a vantagem de o valor altamente biológico dos azeites manter-se intacto. Por esse meio de prensagem, os ácidos graxos essenciais aos seres humanos não eram destruídos. Mas o rendimento pequeno e a pouca durabilidade também levaram os homens a tentar refinar o azeite. Desse modo, ao conteúdo do azeite saído da massa de prensagem, acrescentam-se produtos químicos solúveis em óleo. Essa mistura é novamente separada em altas temperaturas, em seguida filtrada, alvejada, colorida, enriquecida com antioxidantes e preparada sabe-se lá como. Assim, de um gênero alimentício necessário, original e qualitativamente de grande valor para a nossa saúde, resta um alimento com poucas substâncias vitais, com muito valor intrínseco mas sem valor integral! Portanto, temos um resultado semelhante ao da refinação dos carboidratos.

*Quantidade em vez de qualidade*

Ácidos graxos insaturados, complexos de vitaminas e muitas outras substâncias vitais são destruídos pelos procedimentos que descrevemos. Contudo, com essa técnica de elaboração o rendimento é desigualmente maior. Trazido a um denominador comum pode-se constatar mais uma vez: "vantagem social é igual a desvantagem na saúde." Mesmo que a indústria tente melhorar o produto resultante com a adição de vitaminas, o resultado continua questionável.

Apesar disso, precisamos de gorduras e azeites e não devemos simplesmente retirá-los do nosso cardápio — mesmo no caso de problemas de peso —, pois eles constituem uma contribuição valiosa para uma alimentação equilibrada. A exigência de reduzir gordura diz respeito principalmente às gorduras inferiores ocultas na alimentação; portanto, devemos prestar muito mais atenção e ingerir as gorduras corretas. Estaremos do lado seguro se usarmos os óleos vegetais prensados a frio e as nozes, mas também a gordura animal *in natura,* como talvez a manteiga e a gordura da carne de caça.

Os óleos refinados devem ser evitados. Garantem mais qualidade os óleos com designações protegidas como "óleo prensado a frio" ou "prensagem a frio" ou, no âmbito mediterrâneo, aqueles com rótulo de "extravirgem". A oferta é variada e vai de azeites de oliva, de colza, de girassol, passando por óleo de cardo até o óleo de linhaça, cuja qualidade especial representa um papel na dieta da especialista alemã em gorduras, Johanna Budwig.[5] Esses óleos nunca devem ser cozidos junto com os alimentos, porém, como na cozinha mediterrânea, acrescidos às sopas, verduras, arroz, macarrão e outros pratos à base de cereais no final do cozimento, bem como às saladas. Por sorte, muitos restaurantes recebem fregueses conscientes da saúde e não usam mais óleos baratos nas suas saladas, mas um bom azeite de oliva.

## Albumina ou proteína

Enquanto os carboidratos e gorduras por assim dizer surgem em formas padronizadas e são idênticos em todas as pessoas e em todos os corpos, as proteínas cuidam da nossa individualidade; elas estão por trás das nossas formas individuais de corpo. Como elas formam todas as superfícies limítrofes, elas são responsáveis, por exemplo, pelo nosso rosto típico e único. Igualmente pelo padrão ainda mais individual da pele, talvez pelas impressões digitais. Sua construção em parte muito individual de aminoácidos isolados é guiada pelo código genético do DNA, que é idêntico para todas as criaturas deste planeta, mas que também está em condições de assegurar a individualidade da vida.

A proteína é indispensável para a manutenção automática do organismo, para o metabolismo e a renovação das células. Ela pode ser captada pelo corpo em forma animal e vegetal. A opinião de acordo com a qual a proteína animal é mais valiosa para os seres humanos foi contestada e hoje só é defendida por alguns poucos médicos. Na verdade, existem os assim chamados aminoácidos que o corpo mesmo não pode criar, mas também esses podem ser captados suficientemente por meio de uma alimentação vegetariana equilibrada.

*A proteína é boa para o organismo*

Mas por que a proteína tem tanta má fama entre muitos apóstolos da saúde? No esporte de desempenho, antigamente, acreditou-se falsamente que muita proteína muscular criava muitos músculos. Isso trouxe alguns sucessos a curto prazo, mas levou a danos severos a longo prazo. Principalmente os halterofilistas devoravam verdadeiras montanhas de carne, mas em média aos trinta anos muitas vezes

---

5. Johanna Budwig. *Öl-Eiweiss-Kost* [Alimentos com óleo e proteína], Editora Sensei, 2000.

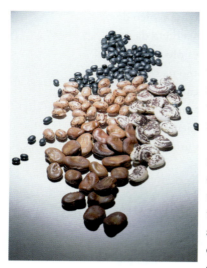

*Feijões, lentilhas e ervilhas são fontes ideais de proteína*

*A boa mastigação é importante*

pagavam por esse prazer com doenças como reumatismo, gota, pedras renais e, principalmente, arteriosclerose. Justamente entre os halterofilistas houve exemplos terríveis de pessoas que realmente foram recompensadas pelo seu desempenho esportivo com medalhas, mas acabaram como verdadeiros destroços físicos.

Visto que o ser humano — como já foi enfatizado — é um onívoro do ponto de vista biológico, é recomendável para o nosso abastecimento uma mistura de proteína predominantemente vegetal e, em quantidades menores, também a proteína animal. Esta última não tem de significar imprescindivelmente peixe e carne, mas em termos de saúde nada há a obstar a pequenas quantidades dessas duas fontes de proteína, na medida em que a qualidade esteja garantida. Mas naturalmente muitos laticínios e ovos contêm proteína animal. Entre as fontes vegetais as leguminosas como ervilha, lentilha e feijão contêm relativamente bastante proteína. Numa cultura como a indiana, que viveu exclusivamente de vegetais durante milênios, estes tiveram sempre um grande valor representativo. Seu grande conteúdo de proteína os torna uma fonte ideal de proteína. No entanto, não devemos esquecer-nos da boa mastigação, caso contrário, como afirma na antiga sabedoria popular, "cada grão de feijão pode engordar". As lentilhas contêm menos de 1% de gorduras contra 20% de proteínas.

Mas as verduras e especialmente os cereais como o arroz, o painço, o trigo, as sementes verdes, a aveia e o milho também contêm, mesmo que não sejam muitas, proteínas de alto valor; no passado elas alimentaram culturas inteiras. Quando falamos hoje dos problemas causados pela proteína, referimo-nos muito mais aos problemas causados pela carne. Dificilmente podemos comer proteína vegetal em demasia; no caso da proteína animal, ao contrário, rapidamente ultrapassamos os limites recomendados, em especial por causa da qualidade, que também é assustadora. A proteína também sobrecarrega o organismo, porque pode queimar desde os carboidratos e gorduras até as substâncias básicas como a água e o ácido carbônico, enquanto que a proteína só pode ser destruída pela molécula muito maior da uréia, cuja eliminação pressupõe uma função renal perfeita.

## A questão da proteína

O "engorde de proteína" pelo consumo exagerado de carne esconde mais outro perigo: afinal, aquilo que a medicina tradicional chama de reumatismo não por acaso se deve a uma proteína. Os períodos nos quais não havia ou quase não havia carne à disposição destacavam-se por um imediato e drástico retrocesso da gota e do reumatismo como, por exemplo, no pós-guerra na Europa.

Mas também aqui não devemos despejar fora o bebê com a água do banho e considerar uma alimentação sem proteína como ideal. A proteína faz simples e obrigatoriamente parte de uma alimentação saudável. Quando conseguimos transformar o filé em acompanhamento e a verdura no prato principal do nosso cardápio, já damos um grande passo no caminho de uma alimentação saudável.

Pelo consumo exagerado de proteína com base na carne de qualidade inferior, hoje temos de lutar contra muitos problemas de acúmulo de resíduos nocivos no organismo. Depois de pesquisas exaustivas, o professor Lothar Wendt concluiu que existe um inter-relacionamento direto entre o excesso de proteína na nossa alimentação e a maioria das doenças da civilização.[6] Além de o excesso de proteínas representar um papel essencial nas assim chamadas doenças reumáticas, ele também o faz na arteriosclerose; e entre os sofrimentos nas nações industriais ocidentais, muitas vezes ela já atinge os jovens. O primeiro passo na direção da calcificação das veias não começa exatamente com a sedimentação da cal, mas com as pedras de construção da proteína, só depois com as gorduras como o colesterol, tão injustamente condenado[7], e, finalmente, com a cal.

*O consumo exagerado de proteína estimula os problemas causados pelo acúmulo de resíduos*

Quem se alimenta de carne, deve — como faz com os carboidratos e a gordura — comprar apenas produtos biológicos de boa qualidade e com alto valor nutritivo. Mas isso não é tão simples assim. Os caçadores podem explicar com muita clareza por que é tão importante matar o animal com o famoso primeiro tiro. Quando ele morre devagar, devido a um tiro muito posterior, a sua carne tem um sabor perceptivelmente pior. A carne de animais em fuga, que foram perseguidos por muito tempo e aos quais se matou com um tiro, não é mais apropriada para comer. Como a carne produzida nos modernos matadouros com animais mortos na máquina de abate pode ain-

*Excesso de proteína como causa das doenças da civilização*

---

6. Lothar Wendt. *Krankheiten verminderter Kapillarpermeabilität* [Doenças devidas à redução de permeabilidade da membrana capilar], K. F. Haug, 1985.

7. Rüdiger Dahlke e Robert Hössl. *Verdavungs probleme*, Editora Knaur, 2001.

da ter algum sabor? Se já sabemos que os animais foram transportados por numerosos quilômetros através dos países até chegarem finalmente ao local da matança, podemos imaginar o *stress* pelo qual eles passaram. Com o medo da morte eles derramam ainda mais hormônios de *stress*, o que diminui bastante a qualidade da carne. Os animais úteis são mantidos e alimentados de acordo com o tipo, para finalmente serem abatidos, como comprovam os biocamponeses, pois eles sempre asseguram que vendem aos seus clientes uma carne superior. Na verdade, eles abatem os animais no próprio pasto, o que foi proibido nos Estados Unidos; por sorte, nem todos os camponeses fazem isso. A carne de caça também está livre dos problemas descritos. No bom caminho também está finalmente o então proprietário da firma Hertha-Wurst, que dirige uma fazenda padrão em Glonn, Munique. Na *Schweissfurth-Stiftung*, assim denominada por ele, os animais crescem segundo o seu tipo em pasto livre e finalmente são ritualmente abatidos. Sem dúvida, essa carne "produzida" com tantos custos é visivelmente mais cara do que as mercadorias produzidas em massa vendidas nos supermercados. Mas será que não deveríamos nos conceder mais raramente um bom pedaço de carne, ao invés de comprar mais vezes um produto de qualidade inferior?

*Fique atento para a qualidade da carne*

Um outro ponto importante é verificar se o peixe está fresco. Em virtude da rigidez cadavérica, a carne muito fresca não é boa para o consumo, porque se apresenta dura como couro. Para podermos consumir a carne é preciso que a rigidez cadavérica tenha sido eliminada, o que pode acontecer por meio do processo de decomposição. É por isso que perguntamos ao açougueiro se a carne de vitela foi bem pendurada. Mas será que todos sabem o que essa palavra inócua "pendurada" quer dizer? Muito simples: estamos perguntando se os processos de decomposição já progrediram suficientemente. Com muito pouca decomposição — a ciência fala então de uma decomposição autolítica — a carne não pode ser consumida; já no caso de um processo muito adiantado de decomposição ela é "suspeita". Aqui se trata, portanto, do tempo correto. A partir do aspecto de putrefação descrito, nos anos de 1950 o reformador de vida sueco, Are Waerland, já convocava as pessoas a renunciarem totalmente à carne, e um dos seus livros também se chamou *Warum ich weder*

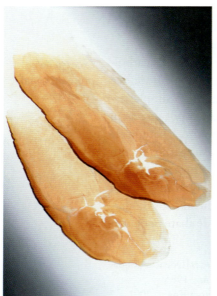

*Fleisch, Fisch oder Ei esse* [Por que eu não como carne, peixe ou ovos].

Na verdade, na sua história os homens se acostumaram a comer cadáveres. Quem treina a digestão para isso pode continuar a manter esse hábito, como vemos nos mercados da África, onde a carne vendida muitas vezes está podre.

Quem sabe disso e apesar de tudo não quer ou não pode renunciar ao consumo de carne, deve prestar atenção à qualidade. Vale a pena comprar o seu assado onde você possa confiar na qualidade. Só então o cliente vai saber o que come. Caso contrário, temos de contar com o fato de que junto com o pedaço de carne talvez estejamos nos banqueteando também de uma porção de hormônios e antibióticos.

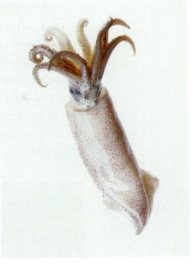

*Saboreie também os peixes com cuidado!*

No entanto, também temos de prestar atenção ao peixe. Muitos exemplares que nos são oferecidos como frescos ou congelados não provêm mais do mar aberto, mas de grandes redes de criadores de peixe. No caso do salmão, já se fez alguma coisa em anos passados. Hoje em dia ele provêm predominantemente de criadouros de salmão, que não raro misturam antibióticos à ração para impedir doenças e usam a mesma farinha animal que levou ao caminho da Vaca Louca no país. Mas também os peixes que nadam livremente no mar são hoje bastante atingidos, porque infelizmente os mares do mundo também sofrem de poluição ambiental. Uma porção de atum japonês já basta para captar o ainda permissível limite máximo de ração anual de mercúrio, sem falar nos milhares de golfinhos que os pescadores de atum matam durante a sua pescaria. Por outro lado, são exatamente os peixes dos mares frios que liberam os ácidos graxos essenciais para a nossa saúde. Portanto, o melhor é tirar a necessária parte de proteína na alimentação de fontes vegetais limpas e com peixe e carne conservada de acordo com o tipo.

*Muitas vezes os peixes dos mares estão comprometidos*

## Energias e calorias e a medicina chinesa

Quem tem sorte em sua busca pela comida certa aterrissa na doutrina chinesa de alimentação, que compõe uma parte importante da medicina chinesa tradicional. Ela coloca a pessoa e o seu comportamento em inter-relação direta com a energia e os correspondentes alimentos. Esse modo amplo de ver pode nos ajudar nos problemas com a obesidade e as necessárias dietas medicinais e é muito interessante para as pessoas que comem com consciência.

A doutrina chinesa de sabedoria acredita que cada pessoa nasce com uma energia "pré-natal", que lhe é dada como um "presente" para o seu caminho de vida. A sede dessa energia são os rins e as supra-renais. Por isso devemos protegê-los especialmente bem da friagem e das outras influências ambientais. A cada dia o homem usa uma pequena medida dessa energia pré-natal e, para que a provisão não se esgote depressa demais, devemos encher esse armazém diariamente com a assim chamada energia "pós-natal". De acordo com a concepção chinesa há três possibilidades de fazer isso.

*Energia desde o início*

- A primeira possibilidade é uma respiração consciente, perfeita e cheia, que não só nos abastece de oxigênio, mas também de energia Qi. Esta representa a nossa força vital universal que é chamada de prana na Índia. Entre nós conhecemos o conceito de Od de Reichenbach, e o de Orgônio, de Reich.
- A segunda possibilidade é exercício suficiente. O exercício estimula a respiração e põe o metabolismo em movimento, gera calor e, com isso, energia. Seja como for, os chineses antigos pensavam menos no esporte no sentido ocidental, mas muito mais em Qi Gong, Tai Chi Chuan, Kung Fu ou outras artes de luta e exercício.
- A terceira possibilidade de gerar energia "pós-natal" é a alimentação diária. Atribui-se a todos os alimentos um determinado efeito sobre a administração de energia do organismo.

## Efeito energético da alimentação

Na doutrina chinesa da alimentação, o efeito térmico dos alimentos representa um grande papel no organismo na busca por uma alimentação sadia, equilibrada e apropriada para cada personalidade. Ela leva em conta também cada ano e a hora do dia.

Os sutis processos energéticos no corpo são muito importantes na medicina chinesa. Ela parte de que cada alimento, independentemente de sua quantidade de calorias, tem um determinado efeito sobre a administração da energia do corpo e dos seus caminhos energéticos interiores e exteriores (meridianos). Segundo essa filosofia, tanto a respiração como o exercício e a alimentação atuam sobre o campo de força eletromagnético individual do organismo. Eles modificam as freqüências vibratórias e as amplitudes desses campos, estimulando ou impedindo a saúde. Como resultado, há alimentos que fornecem energia ao organismo, que literalmente o aquecem e criam força vital.

Aqui cabem as seguintes tabelas: todos os alimentos da coluna "quentes", "mornos" e limitadamente também os da coluna "neutros". Outros alimentos, por sua vez, fornecem os sucos ao organismo; portanto, os líquidos, e o resfriam dessa maneira, sendo designados como "refrescantes" e "frios". É importante sabermos que, neste contexto, a palavra energia não tem nada a ver com calorias, ou seja, com os valores de combustão. Às vezes o caso é exatamente o contrário. Assim, pode ser que de acordo com a nossa compreensão uma substância tenha um alto valor de combustão, mas no entendimento dos chineses ela nos roube energia. Um exemplo é o açúcar, que do ponto de vista ocidental tem muitas calorias, mas, apesar disso — da perspectiva chinesa —, desvia muita energia do corpo e atua de modo muito refrescante.

*Alimentos "quentes" e "frios"*

Esse modo de ver oferece informações que podem nos explicar algumas coisas. Por exemplo, as frutas cítricas consumidas em quantidade, apesar do seu conteúdo de vitamina C, intensificam os sintomas de resfriados em vez de melhorá-los, o que até hoje é inexplicável para muitas pessoas. Uma olhada na tabela de energia da medicina chinesa deixa claro: essas frutas esfriam o organismo e essa é a última coisa de que a pessoa resfriada pode precisar.

*Os limões "refrescam" o organismo*

Aqui também está a explicação do porquê se bebe chá de hortelã adoçado com muito açúcar nas regiões desérticas. A tabela mostra que tanto a hortelã como o açúcar atuam "refrescando" o corpo. De resto, muitos dos hábitos de comer e beber dos habitantes primordiais, especialmente nas regiões hostis à vida da nossa Terra, mostram concordâncias com um sistema da ação térmica da alimentação que chamam a atenção, como acontece com a medicina chinesa.

Na tabela construída por Barbara Temelie[8], a primeira a divulgar essa tabela entre nós, podemos ler com quais alimentos podemos aumentar, completar ou equilibrar as energias do corpo e, dessa maneira, cuidar de ter uma saúde melhor e maior desempenho no dia-a-dia.

---

8. Barbara Temelie. *Ernährung nach den fünf Elementen* [Alimentação segundo os cinco elementos]. Editora Joy, 2002.

Além disso, com os temperos energizantes adicionais todos os alimentos nos permitem seguir para a próxima coluna, na direção do quente.

*A alimentação fria*, como as frutas tropicais, os tomates, os pepinos, o iogurte, a água mineral, as bebidas geladas e o chá preto resfriam intensamente o organismo e levam a uma falta de Qi ou yang. Também na época quente do ano eles somente são indicados para os "tipos quentes" e, mesmo para eles, em pequenas quantidades, visto que tudo o que é frio perturba basicamente a digestão.

Durante a gravidez, em que muitas mulheres tendem para uma opulência yang e subitamente dispõem de energias não imaginadas através de mãos e pés quentes, muito dessa energia pode ser eliminada de modo saboroso por meio desses alimentos. Também no caso de ondas de calor durante a menopausa podemos optar por uma diminuição suave com alimentação refrescante. Também vale a pena fazer uma tentativa de corrigir a abundância yang de muitas crianças hiperativas com alimentação refrescante. Em todo caso, devemos levar em consideração que, de acordo com a opinião chinesa, todos os alimentos frios e crus sobrecarregam a digestão.

*A alimentação fria e crua sobrecarrega os órgãos digestivos*

À *alimentação refrescante* pertence a maioria das frutas e tipos de verduras naturais locais que, do ponto de vista chinês, são a fonte dos líquidos corporais. Saboreadas cruas em grandes quantidades ou no inverno, elas podem levar também a problemas digestivos. Cozidas, as frutas e verduras são muito digeríveis e mais bem toleradas.

Os alimentos crus contêm inegavelmente mais substâncias vitais, mas estas podem não ser captadas integralmente por muitas pessoas. Por isso, os chineses ligam muito menos para o que comem e muito mais para o que de fato podem digerir. Essa é uma boa indicação também para nós.

*Cozidas em vez de cruas*

À *alimentação neutra* pertence a maioria dos cereais integrais, exceto a cevada e o arroz, que são refrescantes. Especialmente recomendados na medicina chinesa são as sementes verdes, o arroz doce e, entre as carnes, a de vaca. A alimentação neutra forma Qi, harmoniza yin e yang e deve ser a base da alimentação.

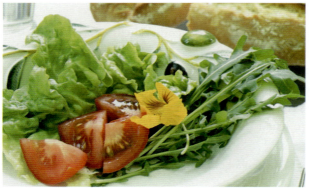

ALIMENTAÇÃO

| QUENTE | MORNA | NEUTRA | REFRESCANTE | FRIA |
|---|---|---|---|---|
| | **Cereais:** Trigo-sarraceno Aveia | Painço Milho | Arroz Dinkel Trigo | |
| | **Verduras:** Alho-poró Rábano Cebola | Couve Batata Cenoura Ervilha Salada | Repolho azedo Aspargos Espinafre Abobrinha Couve-flor Aipo | Pepino Tomate |
| | **Frutas:** Abricó Pêssego Uva-passa | Ameixa Uva Figo | Maçã Pêra Melão doce Laranja | Morango |
| **Temperos:** Canela Pimenta caiena *Curry* Tabasco Noz-moscada | Manjericão Aneto Louro Cominho Manjerona Alho | Açafrão | Sálvia Agrião | Sal Molho de soja Algas |
| **Bebidas** Chá de gengibre Chá iogue Chá de funcho Vinho quente | Vinho tinto Café de cevada Café Licor | Suco de uva Malzbier | Suco de fruta Chá de roseira Chá de hortelã Suco de maçã Altbier Vinho branco Cerveja de trigo | Água mineral Chá verde Chá preto Chá de genciana Pils vermute |
| | **Peixe:** Salmão Linguado Atum Lagosta Todos os tipos de peixe defumado | Carpa | Lula Calamar | Ostra Caviar |
| **Carnes:** Ovelha Cabra Carne grelhada em geral | Frango Faisão Caça | Vaca | Pato Peru Ganso | |
| | **Laticínios:** Leite de cabra Queijo de ovelha Queijos azuis | Leite de vaca Manteiga | Coalhada Kefir Queijo fresco Ricota | Iogurte |

A *alimentação morna* dá energia e calor e é muito importante para os vegetarianos rígidos, que não raras vezes sofrem de carência de energia, ou seja, de friagem interna. Ervas e temperos mornos e mesmo quentes são a opção, nesse caso. Eles podem harmonizar toda a comida vegetariana.

A *alimentação quente*, assim como a fria, só deve ser consumida em pequenas quantidades, o que vale especialmente para temperos fortes como *curry*, *chili* e pimenta. Em pequenas quantidades, esses alimentos protegem da friagem interna e especialmente no inverno são um bom complemento para a alimentação dos tipos frios. Consumidos em excesso, eles produzem uma abundância de yang e do correspondente calor interno.

*Teste a si mesmo*

Além disso, você pode confirmar facilmente a que tipo você pertence e então escolher os alimentos correspondentes. Pergunte simplesmente a si mesmo:

> • Tenho mais tendência a sentir calor ou frio? Consigo exercitar-me diariamente de modo a gerar o "calor interior"?
> • A quais influências bioclimáticas (calor, frio, vento, neblina, ar-condicionado) estou sujeito hoje?
> • Tendo uma respiração superficial que sinto principalmente no tórax?
> • Como me relaciono com o mundo? De modo ofensivamente caloroso ou muito mais defensivamente?

## Assim você se alimenta corretamente

Ainda mais decisivo do que aquilo que comemos, é o modo *como comemos*. E, infelizmente, isso é hoje muito pouco levado em conta. Crianças em idade escolar tomam o seu café da manhã no ônibus, na hora do almoço gerentes estressados comem o seu sanduíche sentados à escrivaninha e à noite muitas vezes comemos enquanto assistimos à televisão. Quase não chama mais a atenção o fato de as pessoas comerem o seu almoço depressa e em pé, de elas realmente não degustarem os alimentos, mas os mastigarem apressadamente e, assim, os engolirem. Nesse caso, elas também podem aprender alguma coisa com os nossos métodos.

*Sobre o modo correto de comer*

Antigamente, quando a dietética era a segunda base importante da medicina ao lado da higiene, havia apenas uma escolha alimentar comparativamente modesta. As pessoas tinham de comer o que havia para comer no momento em sua região — do ponto de vista da saúde isso com certeza não era ruim. Por falta de alternativas, a dietética da época se ocupava principalmente com o modo de alimentar-se e criava rituais diários que eram mantidos de certo modo. Como a comida era escassa, sempre havia uma razão para agradecer quando havia alimento suficiente. Comia-se em comunidade, já porque a preparação dos pratos era, sem comparação, mais cansativa do que hoje; ter todo esse trabalho para alimentar uma só pessoa não valia a pena. Assim, grupos maiores encontravam-se para uma refeição comum, agradeciam de maneira mais ou menos festiva pelos pratos sobre a mesa e começavam a comer. Exatamente porque havia pouca comida, comia-se devagar a fim de desfrutar porção por porção. Hoje, em meio ao excesso, deveríamos adotar outra vez essas regras simples, pois elas fazem bem ao nosso corpo e à nossa alma.

Para quem se concentra no seu alimento (de maneira livre ou rezando e agradecendo como antigamente) a refeição fará mais bem do que faz àquela pessoa que engole rapidamente, pensando na próxima reunião enquanto come.

Uma refeição realmente precisa de tempo. É uma pena que na nossa sociedade de exageros, orientada pelos empreendimentos já seja quase normal engolir diversas coisas o mais rápido possível. Não nos lembramos de que a digestão da boca até o esfíncter precisa de tempo e esforço. Antigamente se dizia: "Depois de comer você precisa descansar ou dar cem passos." Hoje, trata-se somente de ficar satisfeito o mais depressa possível, para em seguida voltar ao trabalho ou arremessar-se no *stress* do tempo livre. Por isso opta-se por refeições rápidas ou em pé, onde não se recebem substâncias vitais, mas, na melhor das hipóteses, alimentos. O *fast food* é uma ofensa para o nosso trato digestivo. E o ambiente tampouco é adequado. Ali não encontramos tranqüilidade (em inglês *rest* = tranqüilidade), por isso, a palavra restaurante também não é adequada nesse caso.

O *fast food* faz parte do estilo norte-americano de vida,

*Leve os rituais em conta*

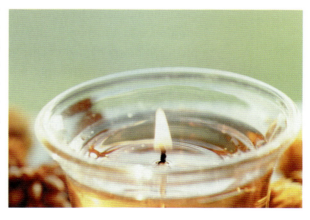

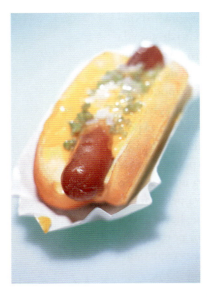

*Reserve tempo para a refeição*

mas certamente tem mais a ver com a sobrevivência necessária do que com a vida. Certamente é um modo comprovado de encurtar quantitativamente a sua vida e de arruiná-la qualitativamente. Não é à toa que tantos norte-americanos são obesos. Portanto, quem quiser comer saudavelmente, deve dar uma grande reviravolta no que se refere a fazer refeições rápidas ou em pé. Saúde e bem-estar são a recompensa quando nos alimentamos de modo correto, portanto, saudável. Além disso, a comida se torna muito mais saborosa!

Quando tomamos consciência do modo correto de comer, nada mais pode dar errado quanto ao que comemos, pois a consciência é de longe a melhor proteção contra os erros. Então, ao comer, prestemos atenção às coisas pequenas, mas importantes, e assim faremos automaticamente o certo. Por exemplo, não mais sobrecarregaremos o nosso trato digestivo, à medida que não lhe ofereceremos alimento sem pausas. Sem pensar, buscaremos um bocadinho aqui e outro ali; a oferta existe e por isso também é usada. E, às vezes, trata-se de puro tédio, que disfarçamos com a comida. Em vez disso, é muito mais saudável exercitar-se! Se não beliscássemos alguma coisa inconscientemente entre as refeições, o nosso corpo teria as pausas urgentemente necessárias para a digestão entre elas. E o café da manhã seria outra vez um verdadeiro rompimento do jejum (em inglês *breakfast* = romper o jejum), que encerraria uma pausa de, no mínimo, doze horas de descanso do intestino. Hoje estamos longe disso. Não poucas pessoas agendam um cruzeiro, porque continuamente há o que comer, porque diariamente há até mesmo uma ceia à meia-noite no cardápio. Com todo esse excesso de ofertas, o prazer na maioria das vezes é eliminado.

Alimentos integrais que, por assim dizer, são apreciados ritualmente de modo consciente, deixam-nos satisfeitos e contentes, ao passo que a refinada comida industrializada deixa-nos cronicamente insatisfeitos. Esse também é um motivo por que os obesos em hipótese alguma passam perto da comida integral.

Com comida industrializada podemos captar 10.000 calorias e, apesar disso, não termos o suficiente de todos os elementos residuais importantes. Isso faz com que fiquemos com fome outra vez assim que diminui a sensação de plenitude depois de comer. O corpo aprendeu durante os milhões de anos de evolução a sentir fome até não lhe faltar mais nada. Portanto, devemos dar-lhe voluntariamente tudo de que precisa para se sentir satisfeito; isso só acontece por meio da alimentação integral.

## Comida permanente

Comer sem fazer intervalos não satisfaz de verdade, mas engorda muito.

*Nosso sistema digestivo precisa de pausas*

Quem lida conscientemente com o modo como come, também tem poucos problemas com o que come e com relativa facilidade se acostuma aos diversos modos de comer correspondentes à natureza humana. Esse também deve ser o objetivo para que a alimentação se torne outra vez nossa amiga e aliada. Hoje, em meio à abundância de alimentos, para muitas pessoas a alimentação tornou-se um bem amado e irrenunciável inimigo querido, que ameaça ao mesmo tempo a boa forma e a alegria de viver.

## O café da manhã ideal

Um bom dia começa com um bom café da manhã. A comida deve ser leve, não deve sobrecarregar, deve necessitar de pouca energia para a digestão, sustentar duradoura e continuamente um alto desempenho e, naturalmente, ainda tem de ser saborosa.

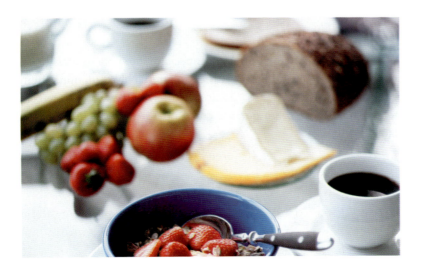

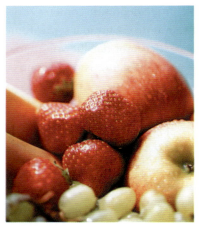

O fato de às vezes termos problemas durante o dia deve-se a uma curva instável de açúcar. Com as seguintes receitas vamos eliminar esses problemas. As receitas são indicadas para esportistas de ponta bem como para funcionários de escritório. É justo também observar as calorias.

*Um começo de dia bem-sucedido!*

> **• Café da manhã para o inverno: painço com maçã**
>
> Medir uma xícara de painço por pessoa. Na noite anterior amolecer o painço com um pouco de água morna; ele incha durante a noite. Pela manhã o painço é regado com uma quantidade dupla (meia de água e meia de leite). Acrescentar um pedaço de canela em pau e alguns cravos e deixar a mistura cozinhar até obter um mingau grosso. Isso demora cerca de 15 minutos. Quem gostar, acrescente uvas-passas amolecidas à água, aprimorando com canela em pó e mel. Uma compota de maçã ou de pêra sem açúcar combina bem com o mingau. Para beber, recomenda-se um chá estimulante de ervas.

Esse café da manhã presta-se especialmente para os dias frios e para as pessoas que tendem a ter pressão arterial baixa ou que sofrem com freqüência com a sensação de frio interno. Para variar o seu café da manhã, de vez em quando coma uma fruta fresca ou uma salada de frutas.

> ## • Café da manhã para o verão: creme de óleo de linhaça com requeijão e frutas
>
> Bater um creme com 100 gramas de requeijão magro, uma colher de sopa de óleo de linhaça prensado a frio e um pouco de leite; quem quiser pode acrescentar um pouco de mel. Essa base é variada todos os dias. Por exemplo, coma frutas da estação cujo efeito combine com o seu tipo térmico (veja a tabela). Aprimore o creme com nozes, amêndoas, uvas-passas, figos ou ameixas secas (todas as frutas secas se tornam mais saudáveis quando são amolecidas em um pouco de chá de ervas ou água por algumas horas). Geléia de frutas, raspas de coco, canela em pó ou uma pitada de gengibre combinam com o creme. Você deve renunciar ao açúcar refinado e a outros produtos refinados. Uma xícara de chá de ervas combina com ele.

Esse gostoso café da manhã é uma boa base para toda a manhã e presta-se especialmente para os dias quentes.

## As bebidas ideais

Por muito que nos preocupemos com a alimentação, a nossa negligência com a bebida em geral é muito condenável. Quando pensamos que o nosso corpo era composto de três quartos de água no início da vida e que perto do fim ainda é composto de mais de dois terços de água, fica claro como é perigosa essa desatenção com a administração de água. Muitas pessoas já se sentem melhor com o fato de beber no mínimo dois litros de água por dia. Quem não consegue fazer isso, também pode compensar a quantidade de líquidos com frutas ou verduras, que de todo modo têm muito valor para a nossa saúde. Uma diretriz é ingerir diariamente no mínimo dois a três por cento do peso do corpo em água. O organismo precisa dessa quantidade para expelir as toxinas e para não desidratar internamente. Nós não facilitamos o trabalho dos rins bebendo pouca água, como muitas pessoas pensam, mas nós os aliviamos quando lhes oferecemos líquidos suficientes; quanto menos nós bebemos, mais eles têm de concentrar a urina. Se, ao contrário, eles têm à disposição uma abundância de água, podem expelir o que o corpo tem de eliminar sem esforço.

*Beba no mínimo dois litros de água por dia*

Além disso, é mais fácil manter em ordem os sensíveis sistemas de equilíbrio do organismo. Por isso, por exemplo, o jejum é especialmente importante, pois bebemos abundantemente e além da sede.

Também aqui devemos cuidar da qualidade! Antigamente, a qualidade da água potável era testada pelos peixes: fazia-se com que as espécies de peixes que reagem muito sensivelmente, como as trutas de água doce, nadassem numa bacia de água potável. Com o passar do tempo foi necessário substituir essas trutas por peixes mais resistentes ao meio ambiente, como as trutas arco-íris ou os peixes Saiblinge. Quando também esses peixes não puderam mais suportar a qualidade de água oferecida, por questões práticas mudou-se para as análises químicas. Hoje muitas pessoas das nações industriais recebem água de qualidade inferior, que provém de reservatórios superficiais como mares ou rios ou até mesmo água "reciclada" de águas residuais e que por isso tem de ser tratada com cloro para a desinfecção.

Infelizmente ainda sabemos muito pouco sobre a água e as possibilidades que ela contém. Certamente, o segredo da homeopatia, mas também o das essências florais de Bach, está na modificação da estrutura da água. As moléculas de água são eletricamente carregadas, os assim chamados *dipolos*, que junto com outros padrões de moléculas de água formam os assim chamados *cluster*. Esses padrões, que são amplamente ignorados pela ciência até hoje, no futuro nos revelarão alguns segredos da água e, com isso, da vida.[9]

*Sobre o segredo da estrutura da água*

Antigamente os homens bebiam principalmente água de fonte, que jorrava por si mesma para a superfície, e água da chuva, mas nunca água provinda da profundeza. A água enriquecida com sais, a assim chamada água mineral, para muitas pessoas é hoje a água mais valiosa: quanto mais profunda a fonte, em geral, tanto mais ela é enriquecida por minerais. No entanto, está provado que nem precisamos de tantos minerais da água, e que eles sequer servem à nossa saúde. É muito mais o caso de o nosso organismo captar os seus minerais da alimentação, principalmente das frutas e legumes. Por isso, muitas pessoas conscientes da sua saúde já passaram a filtrar a sua água e a libertá-la de todos os minerais. Na ver-

---

9. Urs Honauer. *Wasser — Die geheimnisvolle Energie für Gesundheit und Wohlbefinden* [Água — a energia misteriosa para a saúde e o bem-estar], Editora Hugendubel, 1998.

dade, hoje também aqui a solução parece estar no meio-termo. Em vez de água mineral podemos beber água da fonte e do solo do modo como ela vem do encanamento. Para que essa água seja realmente limpa, recomendam-se sistemas de filtragem, que de fato retirem eventuais impurezas da água e não as pequenas quantidades de minerais.

*Filtre a água*

Desde tempos antigos sempre houve pessoas sensitivas que além da pureza da água acentuavam a importância do âmbito vibratório, como o austríaco Viktor Schauberger e, mais recentemente, Johann Gander e Hans Ellmauer ou o alemão Roland Plocher. As possibilidades de energização da água podem hoje ser constatadas cientificamente por meio da mensuração dos biofótons de Fritz Popp (Karlsruhe). De acordo com essa mensuração, a água energeticamente harmonizada pode neutralizar por tempo maior até mesmo substâncias nocivas, a ponto de os animais aquáticos não sofrerem danos. Por exemplo, assim se explica a alta qualidade da água do Ganges, o rio sagrado dos hindus, apesar da considerável poluição ambiental. Também neste caso muitas perguntas ficam em aberto.

Está claro, contudo, como podemos lidar significativamente com o tema beber. Em primeiro lugar, devemos nos certificar de que a água está biologicamente limpa, por exemplo, que não contém nenhum nitrato. Em seguida, devemos cuidar de beber o suficiente, portanto, os já mencionados dois litros (ou seja, dois a três por cento do peso corporal). Na verdade, uma pessoa sadia, que se alimenta predominantemente de vegetais, muitas vezes também bebe a quantidade correta de líquidos voluntariamente, do mesmo modo como ela sabe o que e o quanto deve comer. Mas quem é tão saudável? Com um truque simples você determina a quantidade certa de líquidos: logo de manhã encha a quantidade de garrafas que quer beber durante o dia, assim poderá controlar se a quantidade é suficiente. Assim que se acostumar com a quantidade necessária, o corpo a pedirá por si mesmo. Importante é beber o suficiente, mas não precisamos beber a todo momento. Quem leva garrafas de água a concertos e palestras, torna a sua vida artificialmente complicada e logo dá aos outros a impressão de ser um "bebê mamão".

Nos nossos países de língua alemã é melhor beber água da torneira, visto que em geral é relativamente pobre em minerais e muitas vezes de muito boa qualidade. Convém informar-se na respectiva estação de águas de onde ela provém e o que ela contém. Para a filtragem recomenda-se o sistema da Sanacell. Além disso, podemos devolver à água as vibrações perdidas de acordo com vários procedimentos, dos quais os acima mencionados são os mais conhecidos. Entretanto, não faz muito sentido energizar uma água inferior e suja com custos, mesmo que alguns sistemas prometam neutralizá-la. Em caso de dúvidas, recomenda-se filtrá-la antes.

A quantidade diária de água a ser bebida só deve ser compensada com água e chás de ervas suaves. Todo o resto já é complicado devido à concentração mais forte. O álcool em geral não é considerado bebida, porém um meio de prazer; a cerveja já é muito concentrada, isso sem falar no vinho e na cachaça. Para levar um cálice de pinga a um nível isotônico, ou seja, igualmente tenso, precisamos de dezesseis cálices iguais de água. E para compensar uma xícara de café temos de beber sempre cerca de três xícaras de água. Até mesmo sucos não adoçados de frutas precisam de no mínimo uma quantidade dupla de água para compensá-los.

## Café

O café, bem como o chá preto, contém cafeína e teína, mesmo que entre nós o chá em geral não seja preparado muito forte. Os bebedores de café percebem que o café é um veneno que pode causar dependência quando têm de ficar sem o seu hábito predileto uma vez ou outra. Na maioria das vezes são castigados com dores de cabeça — como muitas vezes acontece no segundo dia de uma cura de jejum, ou no dia seguinte a uma cirurgia. Essas são as conseqüências da eliminação da cafeína. Os bebedores de café muitas vezes argumentam de modo consciente que todos os fantasmas desaparecem com uma única xícara de café *Cappuccino*, sem terem ciência de que assim se encontram no mesmo círculo vicioso de todos os outros viciados.

O melhor modo de beber café sempre é o ainda preservado em Viena: lá se recebe um copo de água para cada xícara de café. Bebe-se a água com prazer e deixa-se o café esperando. A pessoa que por motivos prazerosos compreensíveis não quer renunciar ao seu café deve saber que esse líquido não deve ser contado como parte da necessária quantidade de dois litros de água. O organismo, ao contrário, precisa de vários copos de água adicionais para neutralizar o café concentrado.

Em tudo isso, no entanto, não se deve subestimar a questão do prazer e, com relação a isso, o café com certeza não é um veneno especialmente perigoso. O risco maior é você ser considerado uma pessoa "não apetecível".

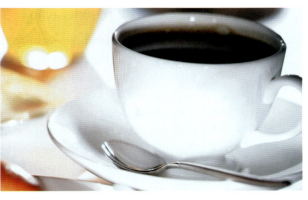

*O café não é considerado uma bebida*

*Bebida de elementos básicos*

Uma bebida ideal é a assim chamada bebida de elementos básicos, que temos de agradecer ao sueco Are Waerland. Ela ajuda o organismo a livrar-se da acidez.

> **• A receita**
>
> Lavar e cortar em tiras largas legumes como aipo, cenouras, batatas, funcho ou abobrinha. Cozinhar em água fervente por cerca de dez minutos. Então retirar a panela do fogo e deixar a verdura em infusão durante a noite. De manhã, aquecer o líquido a temperatura apropriada para ingestão e beber em jejum. O ideal é beber um quarto de litro. O sabor não é muito estimulante, mas é uma bênção para o corpo com excesso de acidez.

## Chances de regeneração

*O jejum como introdução ideal a novos hábitos alimentares*

Os ecologistas sempre se surpreendem com a rapidez com que os mares e rios se regeneram, basta cessarmos de continuar a comprometê-los. Como médicos de jejum vivemos o mesmo, quando vemos como o corpo e a alma se recuperam, assim que lhes oferecemos a oportunidade para isso. Para muitas pessoas é mais fácil mudar com um passo radical do despreocupado engolir o alimento para um desfrutar consciente do mesmo. Uma introdução ideal num desses novos programas de alimentação e, com isso, de um novo tempo de vida, é o jejum.

As pessoas de todas as religiões do mundo sempre conheceram o valor da contenção consciente da alimentação. Não só a Bíblia, mas também as outras escrituras sagradas conhecem essa força curativa. Sem levar em conta as maravilhosas possibilidades do jejum do ponto de vista espiritual, existe o efeito purificador e regenerador sobre o nosso corpo. Jejuar é uma possibilidade ideal de encerrar um antigo tempo, de destruir as velhas hipotecas relativas à saúde e colocar as marcas para um novo começo. O nosso corpo é capaz de se regenerar quando lhe damos possibilidades de fazer isso. Assim que a oferta de comida é diminuída, o organismo mudará para o autofornecimento depois de um tempo de adaptação de no máximo três dias. Esse tempo introdutório pode ser desagradável, mas se nos decidimos consciente e claramente pelo jejum, às vezes ele é até mais fácil. Portanto, nada de abastecer-se de lanches para emergências e nada de hesitações! Muitas pessoas não têm problemas com a mudança; para outras, eles se tornam menores a cada período de jejum e, finalmente, eles cessam quando o organismo se acostumou a esse modo profundo de regeneração. O corpo é inteligente, e quando ele compreende que o jejum é sério, ele não dificulta a vida da pessoa com sensações de fome. Realmente, enquanto ainda existir uma chance de ele ter sucesso em obter a alimentação habitual com os seus gritos, ele apostará nessa possibilidade.

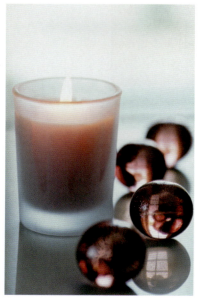

Marque o seu período de jejum para uma época em que tenha um pouco de tranqüilidade. Portanto, não comece justamente quando compromissos esperam por você no escritório. Quando festas de família estiverem programadas, o momento não é exatamente o melhor. Pense se você prefere jejuar em grupo ou sozinho. Na época cristã do jejum, muitas paróquias propõem que se trilhem juntos esse caminho. Além disso, há muitas ofertas para jejuns supervisionados.[10] Experimente simplesmente como essa pausa lhe pode fazer bem.

*Para os dias de jejum são necessários calma e tempo*

Metaforicamente, podemos imaginar um período de jejum como uma faxina geral da casa. Por exemplo, se moramos na nossa casa há quarenta ou cinqüenta anos e nunca cuidamos da ordem e da limpeza, alguma coisa deve ter-se acumulado no porão, nos arquivos ou nos quartos de despejo. Se começamos a jejuar depois de todos esses anos, de início a limpeza começa no corpo, ao mandarmos para a luz do dia todas as coisas depositadas.

No corpo, o depósito de todos os resíduos dos tempos passados fica nos tecidos conjuntivos aos quais também pertence o tecido gorduroso. Camada por camada as coisas velhas são elaboradas na ordem inversa em que foram sedimentadas e são então queimadas (pelo metabolismo). Em primeiro lugar vêm outra vez à luz os resíduos nocivos e os problemas da época mais recente. Quanto mais duradouro o jejum, tanto mais são elaborados os nós e os temas mais antigos. Assim podemos limpar todo o corpo até os alicerces. No entanto, devemos nos proteger contra a ambição exagerada; não precisamos fazer tudo de uma só vez, pois com freqüência isso também não é saudável.

No início recomenda-se um período de jejum de uma semana; mais tarde, períodos mais prolongados passam a fazer sentido. Pouco a pouco, em semanas podemos nos livrar totalmente de problemas que surgiram há décadas.

*Começar com uma semana*

Quando cumprimos certas exigências básicas como beber água suficiente e limpar totalmente o intestino, com o jejum temos o mais barato e eficaz procedimento terapêutico, que nos permite criar uma nova base para uma vida mais sadia. Os efeitos do jejum vão além da alimentação saudável, para a qual, sem dúvida, também é o melhor começo. Assim que aprendemos a viver sem comer nada, pas-

---

10. Pessoalmente, há 25 anos eu dou quatro seminários de jejum por ano. Mais informações sobre o Heil-Kunde-Institut, em Hitzendorf ou por meio de www.dahlke.at ou no livro *Fasten Sie sich Gesund*, Editora Heinrich Hugendubel, 2004. [*O jejum como oportunidade de recuperar a saúde*, publicado pela Editora Cultrix, São Paulo, 2006.]

samos a nos contentar com pouca comida e talvez sequer possamos imaginar as grandes quantidades de alimentos que engolíamos antes. Jejuando, talvez aprendamos ao mesmo tempo a relaxar e descubramos o prazer de fazer exercícios. Se pudermos transferir isso para o nosso dia-a-dia, conquistamos muito para a nossa vida.

*Solucionar problemas*

Se realizado corretamente, o jejum não só será bom, mas também divertido, e ele pode transmitir uma posição totalmente nova e sensualmente prazerosa quanto ao próprio corpo. Pela profunda limpeza ficarão em melhor forma outra vez não só os órgãos internos, mas também as articulações e o aparelho motor. Mas principalmente são afiados os órgãos dos sentidos, que captam mais do que antes. Habitualmente, pomos fim ao jejum comendo uma maçã no vapor. E essa é uma experiência que nenhuma pessoa que jejua quer perder mais. Basta o aroma da maçã! E então o prazer quando ela é colocada na língua. Agora aprendemos a desfrutar o alimento pedaço por pedaço e o nosso paladar torna-se muito mais primoroso. Temos mais energia e alegramo-nos com o exercício.

*Um lucro para a sensualidade*

Jejuar também aumenta a sensualidade e, em conseqüência, muitas vezes até mesmo a fertilidade. Para casais que esperam há muito tempo pela prole, vale a pena fazer a tentativa.

A alma também tira proveito do jejum. Muitas vezes ele dá acesso às imagens interiores, que por meio das vivências conscientes de sonhos, passa a um crescente contato com o "médico interior". Já durante o jejum as "viagens para o interior"[11] nas asas da própria fantasia são evidentes e podem enriquecer o período de jejum, do mesmo modo que exercícios com mandalas[12] e as atividades artísticas. Durante o jejum muitas vezes ficamos justamente com vontade de participar de atividades criativas, mesmo e muitas vezes exatamente quando as últimas experiências nesse sentido ficaram muito tempo para trás. Por isso, também é bom ter tempo para si mesmo nesses dias, a fim de experimentar se pintar ou fazer cerâmica nos diverte mais.

*Gosto por atividades criativas*

Se depois de uma introdução de um período de jejum de uma semana o tornássemos uma parte regular da nossa vida, poderíamos nos poupar de muitos problemas.

---

11. *Mandalas der Welt* [Mandalas do Mundo], Editora Heinrich Hugendubel, 1998.

12. Urs Honauer. *Wasser — Die geheimnisvolle Energie für Gesundheit und Wohlbefinden* [Água — a energia misteriosa para a saúde e o bem-estar], Editora Heinrich Hugendubel, 1998.

O fato de a maioria dos médicos não demonstrar interesse pelo jejum e principalmente pelos seus resultados é evidente: as pessoas que jejuam por conta própria poderiam finalmente deixá-los sem emprego. Mas há cada vez mais médicos e agentes de cura que apóiam voluntária e corajosamente as pessoas dispostas a jejuar, e é a eles que devemos nos dirigir.

Como um longo e consciente período de jejum significa regeneração para o corpo e a alma ao mesmo tempo, rapidamente são positivamente influenciadas as crescentes doenças psíquicas.

A longo prazo, a maioria das pessoas que jejuam simplesmente fica saudável e, como descobrem o médico interior, elas precisam cada vez menos do médico exterior. Elas lidam com muito mais consciência consigo mesmas e com o seu corpo, aprendem a conhecer os seus sinais e já reagem diante dos primeiros sintomas. Períodos conscientes de jejum sempre vão além dos temas da alimentação e unem a regeneração física com a psíquica, clareiam o espírito e abrem espiritualmente as visões exteriores e interiores.

*O período de jejum como regeneração para o corpo e para a alma*

Outras curas de regeneração[13], como dias regulares de comer frutas, ou uma cura pela batata são uma conquista e talvez o primeiro passo para modificar a nossa vida. O organismo nos torna fácil a tarefa de ficar novamente em forma, basta lhe darmos uma pequena ajuda. Quanto mais âmbitos forem trazidos ao jogo da vida, tanto melhor. Quem durante uma cura dessas também se exercita e se alonga, põe-se a caminho de si mesmo por meio de meditações orientadas em "viagens para o interior" e terá sucessos mais rápidos e profundos. Também aqui o primeiro passo é o mais importante. Confie que pode jejuar; e se isso lhe parecer muito difícil no momento, comece com o pequeno jejum: por exemplo, com um dia de frutas na semana ou com um café da manhã regular saudável. Com um passeio noturno pelo qual não se recompense com salgadinhos, mas com uma maçã. Já ganhamos muito quando voltamos o olhar para nós mesmos e para o nosso corpo. Ele nos dirá o que é bom para nós.

---

13. Mais informações em info@/Sleepy.ch.

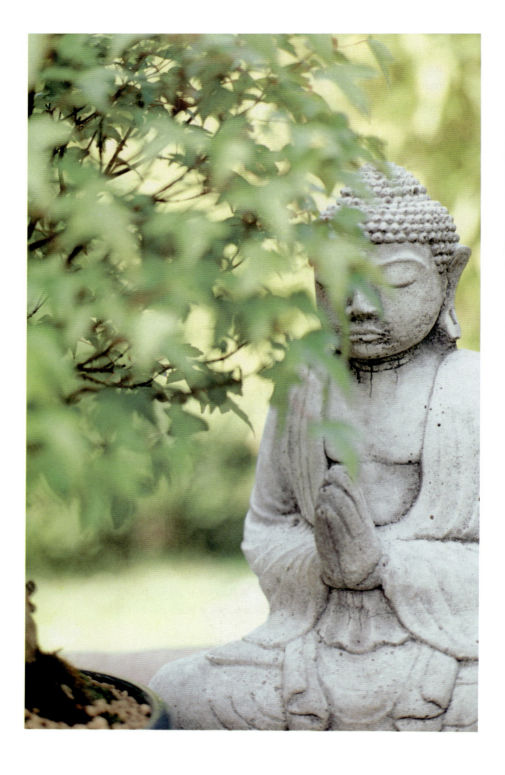

# Relaxamento

## O Que Você Precisa Saber?

### O princípio do meio dourado

Por longos anos, entre nós, principalmente nos anos de reconstrução depois da guerra, o desempenho esteve em primeiro plano e sem limites. Só mais recentemente o tema relaxamento ganhou importância; nós percebemos que não podemos correr na nossa roda de hamster, entra dia sai dia, sem respirar nos intervalos.

*Pausas criativas são necessárias*

O fato de esse relaxamento não receber atenção, por certo se deve ao fato de ele ser atribuído ao pólo feminino da realidade. Por isso, ele não tem facilidade para se impor à tensão, que está sob o pólo masculino na nossa sociedade orientada pelo desempenho. No entanto, em cada sistema orientado pelo desempenho ele é a segunda metade complementar. Num mesmo plano, a tensão e a descontração são pólos com iguais condições. Na sociedade e nos esportes competitivos, esse conhecimento já foi amplamente aceito. Ali se reconheceu que o desempenho pode aumentar claramente quando alguém aprende a relaxar melhor. Cada vez mais empresas enviam os seus trabalhadores a cursos desse tipo ou até têm mestres de meditação na empresa, para que tantos funcionários quanto possível possam ter o prazer de praticar. Quem aprende a relaxar e ainda o faz com freqüência, logo alcança um nível de desempenho mais alto.

*Pólos em iguais condições*

Em todo caso, a longo prazo o relaxamento serve mais uma vez ao pólo masculino. Só quando ele dirige o ponto de gravidade da vida na direção da contemplação e da meditação, ele leva em conta, a longo prazo, o âmbito feminino. Por sorte, isso acontece com freqüência, quando a primeira fase, que ainda serve aos pensamentos de eficiência, já foi vivida.

O princípio do meio dourado nos ensina que o homem não consegue suportar por muito tempo a unilateralidade. Um excesso de trabalho, esforço, falta de tempo, pressão física e psíquica não pode ser mantido a perder de vista. Se o pólo oposto, o relaxamento,

*Sintomas físicos nos advertem*

for negligenciado, é realmente uma questão de tempo até que os sintomas corporais tornem evidente o desequilíbrio. Os problemas resultantes, reunidos pela medicina tradicional sob a expressão *fenômenos do stress*, têm muitas facetas. Eles vão de distúrbios do sono, mãos frias ou úmidas, taquicardia e hipertensão até distúrbios do apetite, do consumo de cigarros e bebidas alcoólicas até contrações musculares, problemas digestivos e distúrbios da potência sexual. O fato de muitas pessoas terem uma diminuição auditiva ou contraírem o *tinitus* mostra que temos com demasiada freqüência coisas demais a fazer. Infelizmente, essa lista pode ser ampliada à vontade.

Todos esses fenômenos têm em comum o fato de o médico não encontrar nada no exame dos respectivos órgãos. Para a pessoa que sofre disso, é nitidamente perceptível que algo não está certo, que ela não vive em harmonia. Nos países de língua alemã, 70% da população admite sofrer de *stress*.

## • Mudança de consciência

Uma mudança de consciência precisa preceder toda mudança significativa de alimentação, de exercícios e de relaxamento. Não é o ser que determina a consciência, mas é a consciência que determina o ser. Precisamos aprender como a consciência dirige o corpo e não vice-versa.

Isso pode ser visto com o Tarô esotérico ocidental; entre os assim chamados 22 Arcanos Maiores do Tarô, o quarto representa o Imperador sentado sobre um cubo. Com os seus seis quadrados — que desdobrados resultam numa cruz — o cubo é o símbolo do mundo material; com isso, o imperador possui e domina a matéria. A maioria das pessoas é dominada pela matéria; muito poucas conseguem dirigir ativamente o seu corpo. Aqui a meditação oferece uma possibilidade com a qual podemos deixar o corpo descansar, mesmo que isso pressuponha um pouco de prática. Ele aprenderá a ignorar o impulso de se coçar durante uma sessão de meditação quando é preciso sentar-se em silêncio.

De modo muito semelhante, podemos objetivar o mesmo por meio do período de jejum, em que o corpo tem de aprender a só comer quando a consciência decidir-se a fazer isso. Dessa maneira o corpo aprende a não desenvolver uma sensação de fome, pois, seja como for, isso não o ajudará a prosseguir.

A consciência precisa indicar o caminho ao corpo e não vice-versa: a saúde do nosso corpo precisa ser estimulada pelo impulso da consciência. Em todo caso também aqui temos o livre-arbítrio de nos deixarmos obrigar pela consciência ou de tomarmos voluntariamente determinadas decisões. Na maioria das vezes são os pesados golpes do destino — como as doenças, os acidentes ou as perdas — que levam a uma mudança de consciência: A doença como Caminho. No entanto, não é necessário mudar o próprio comportamento depois de um golpe do destino: deve bastar o conhecimento de que todo ser humano é mortal e de que o tempo é relativo.

Por que as pessoas só prestam atenção aos verdadeiros temas da sua vida depois de sofrerem golpes do destino? Por que só estamos satisfeitos com o próprio corpo quando uma doença foi superada e não quando ele está saudável e funciona perfeitamente? Na medicina só somos enviados para a cura quando a saúde já está arruinada. Teoricamente, concordamos que a prevenção é importante, mas isso não é aplicado na prática. Entretanto, prevenir sempre é uma questão da consciência que se paga a longo prazo.

Aquele que só toma conhecimento do corpo quando este apresenta deficiências, deve tê-lo acostumado a só conseguir "ser ouvido" por meio de dores e distúrbios funcionais. Podemos observar algo semelhante nas crianças que exigem a atenção da mãe por meio de doenças: dessa maneira a doença é bastante estimulada. As pesquisas mostram que as crianças "aprendem" a ficar doentes.

Resumo: Quem já presenteia o seu corpo com dedicação e atenção, pode aumentar ainda mais a sua capacidade de desempenho!

# O Que Você Pode Fazer?

## Relaxar de modo natural

Não é muito difícil chegar à calma de modo totalmente natural.

Com alguns conhecimentos básicos de como o sistema nervoso funciona, podemos compreender melhor os inter-relacionamentos. O corpo humano possui uma apresentação de dois grandes sistemas nervosos que se complementam:

*Dois grandes sistemas nervosos*

Por um lado há o sistema nervoso despótico, que — como o nome já diz — está sujeito à nossa vontade e percepção e que, por exemplo, controla o nosso aparelho motor e a percepção dos sentidos.

O sistema nervoso independente ou vegetativo, ao contrário, não pode ser controlado pela vontade. Ele regula as atividades dos órgãos, como a respiração, a circulação sangüínea, a digestão e o metabolismo. Esse sistema nervoso independente tem a supervisão e o comando do próprio funcionamento do corpo. Ele se divide em duas frações, uma metade é o simpático e a outra, o parassimpático.

| Simpático | Parassimpático |
|---|---|
| • acelera a freqüência cardíaca | • diminui o batimento cardíaco |
| • acelera a freqüência respiratória | • acalma a respiração |
| • ativa as glândulas sudoríferas | • acalma a regulação térmica |
| • aumenta a irrigação sangüínea da pele e dos músculos | • diminui a correspondente irrigação sangüínea |
| • eleva a pressão sangüínea | • diminui a pressão sangüínea |
| • dilata as pupilas | • acalma a atenção |
| • inibe a digestão | • melhora os movimentos peristálticos do intestino |
| • atua por meio do hormônio adrenalina | • atua por meio da acetilcolina |
| • leva a um estado de psique clara e por meio de uma disposição alerta a um estado de atividade | • leva a um estado de regeneração, recuperação e agradável cansaço, num estado de tranqüilidade |

Esses sistemas estão ambos sempre mais ou menos em ação, sendo que um deles sempre dá o tom. O nosso esforço deve ser somente na direção de um equilíbrio vegetativo. As pessoas que se encontram nesse equilíbrio falam sobre uma energia que lhes dá harmonia, vontade de desempenho e equilíbrio espiritual. Por outro lado, o desequilíbrio e a desarmonia não têm força e deixam os seus sinais, que se manifestam numa lista interminável de sintomas físicos e psíquicos.

*O equilíbrio vegetativo é necessário*

No nosso mundo acelerado o corpo deve funcionar sempre perfeitamente. Muitas pessoas confundem o seu organismo com uma máquina, que simplesmente deve ser consertada quando já não funciona sem problemas. A grande maioria das pessoas — no que diz respeito ao próprio organismo — nem sequer acata as regras básicas que reconhecemos necessárias na lida com as máquinas. Naturalmente deixamos esfriar um motor superaquecido, mas continuamos exigindo demais do nosso juízo superaquecido e do nosso gasto sistema nervoso.

*O corpo como uma máquina*

Do ponto de vista histórico, o *stress* era vitalmente importante, mantenedor da vida e, muitas vezes, também o salvador da vida para os homens. Uma reação de *stress* era e é um sinal de alarme do corpo, com o qual ele pode defrontar-se com esses perigos ameaçadores chegando à luta ou à fuga. Em ambos os casos a atividade tem efeitos físicos e emocionais. As acima mencionadas reações do simpático tornam-se nitidamente perceptíveis, enquanto os efeitos do parassimpático são imediatamente desligados ou amplamente recolhidos. Infelizmente, muitas pessoas modernas vivem num estado de constante excitação.

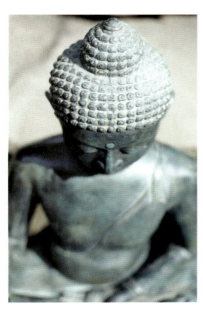

Esse sinal de alarme nunca era visto como solução duradoura, mas sempre pensado para casos de emergência. Quem vive sempre no nível de um caso de emergência com os seus correspondentes programas de sobrevivência, sobrecarrega bastante o organismo. E o organismo se defende por meio dos já mencionados sintomas.

Nós não nos diferenciamos muito dos nossos antepassados quanto às nossas possibilidades físicas de reação. E, a uma análise mais acurada, em princípio as situações de perigo continuam bastante semelhantes. Estamos sujeitos às correspondentes reações vegetativas do mesmo modo que antes. O ser humano primordial, que deparava com uma fera e que tinha de resolver num átimo de segundo se lutava ou fugia, passava pelo mesmo surto de adrenalina que um homem mais moderno que, sentado em seu automóvel, acaba de sobreviver a uma ultrapassagem perigosa. Contudo, existe uma diferença básica no final. Enquanto na Antigüidade a um *stress* seguia-se uma ação corporal, o correspondente "homem estressado" de hoje, na maioria das vezes fica imóvel no automóvel, sentado à escrivaninha ou diante do televisor. Os hormônios do *stress*, a adrenalina e a noradrenalina despejados no organismo e que não são usados em atos movimentados continuam circulando no sistema e o sobrecarregam prolongadamente.

O nosso organismo não distingue entre uma situação de perigo corporal ou emocional e reage sempre com a mobilização de todas as forças. Quando a segunda parte, a atividade necessária depois do *stress* deixa de existir com mais freqüência, as respectivas pessoas continuam tensas. A conseqüência desagradável são sintomas como a hipertensão constante ou os músculos contraídos.

A saída desse círculo vicioso passa pela consciência. Nós temos de reconhecer o quanto nos distanciamos de uma vida natural e aprender que temos de merecer a nossa saúde.

Ficar saudável hoje é uma tarefa, e não um presente natural. Só quem prevê as conseqüências e faz algo por si mesmo, pode escapar com sucesso dos trilhos que percorre e levar uma vida mais harmoniosa. Talvez a política nos tenha dado um pequeno empurrão rumo à maior responsabilidade pessoal. Desde a introdução do pagamento de taxas pela prática profissional, que os pacientes precisam pagar quando vão ao médico, o número de consultas diminuiu drasticamente. Seria bom se as pessoas não adiassem as consultas necessárias por desejarem economizar dinheiro, mas aceitassem essa taxa a fim de se preocuparem com a própria saúde. Quem fizer tanta prevenção quanto possível para o corpo, a mente e a alma, terá de ir menos vezes ao médico. E cada passo de responsabilidade pessoal é um passo na direção correta.

## Meditação

As possibilidades da meditação vão além do relaxamento físico e psíquico, como afirmam as diferentes tradições dos povos. O relaxamento, por assim dizer, é a etapa anterior e o pressuposto para meditações mais profundas. Para o homem ocidental a maneira mais simples de meditação por certo é a "viagem para dentro" nas asas do seu pensamento. Esse é ao mesmo tempo um dos caminhos mais rápidos para alcançar o relaxamento profundo.

*Viajar para o interior de si mesmo*

Quando o modelo de sociedade e economia do Ocidente iniciou a sua viagem vitoriosa pelo Oriente, no sentido inverso chegou até nós uma abundância de práticas orientais de meditação. Enquanto exportávamos técnica, os gurus nos trouxeram do Oriente a sua filosofia de vida e os mais diversos caminhos de meditação, que entre nós logo se transformaram em técnicas de meditação.

De acordo com a compreensão ocidental, com a técnica correta é possível dominar praticamente tudo. Essa postura puramente funcional e totalmente estranha no Oriente, em última análise não faz justiça à meditação. Afinal, trata-se do centro da pessoa vista como um todo. Em todo caso, uma prática de meditação executada de modo conseqüente, com o tempo e por si mesma influencia também a orientação de vida.

*A meditação modifica a orientação de vida*

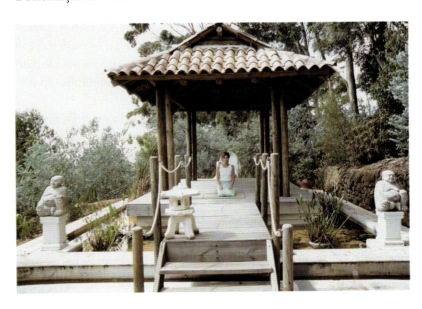

*O dinheiro apenas não faz feliz*

O progresso não tornou as pessoas mais felizes e satisfeitas. Sabemos disso a partir da pesquisa moderna da felicidade, que testou pessoas das mais diversas culturas e sociedades e lhes perguntou quando e o quanto se sentiam felizes. Logo chamou a atenção o fato de que a renda bruta do produto social de modo nenhum se correlaciona com o nível de felicidade alcançado, mas é até mesmo inversamente proporcional a ele. De acordo com a pesquisa, num país como a Alemanha, as pessoas sentem-se muito menos felizes do que os habitantes dos países menos desenvolvidos. Portanto, temos de constatar que ao nosso sistema externamente tão perfeito falta algo essencial. Também os representantes de ponta da indústria reconhecem que as tarefas do futuro não devem ser dominadas somente por pessoas sensatas, altamente inteligentes, mas por analistas destituídos de emoções. Por isso os industriais tendem crescentemente para a maior experiência pessoal, chegando até à meditação, a fim de aprender outra vez a fazer o que toda criança ainda consegue fazer: fantasiar e sonhar, desenvolver as visões, ater-se ao momento e desfrutá-lo. Disso tudo se aproxima a pessoa que medita. Por meio das meditações orientadas podemos nos aproximar com relativa facilidade desses âmbitos.

As grandes rupturas e os desempenhos impressionantes, que aceleram poderosamente o progresso, muitas vezes não provêm do hemisfério esquerdo do cérebro, polarizado para o masculino, com as suas análises, mas antes, do hemisfério direito do cérebro, polarizado para o feminino, que está voltado para a intuição e a percepção integral dos modelos. Diz o ditado que "o Senhor dá aos seus durante o sono", e é muito óbvio que Ele não se serve do complicado desvio através do intelecto.

*Durma uma noite antes de tomar decisões importantes*

A medicina antiga confiava muitas vezes no sono do templo, no qual Esculápio, Higiéia ou Quíron, os deuses da cura, apareciam em sonho aos que buscavam a salvação e diziam o que lhes faltava para a sua felicidade. Na medicina antiga as imagens oníricas interiores representavam um grande papel. Corretamente interpretadas, muitas vezes os médicos podiam ajudar em questões essenciais da vida.

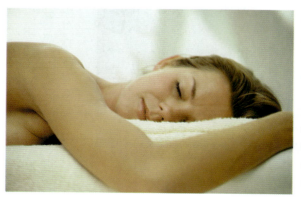

Sabe-se que o estadista e cardeal francês Richelieu se deitava de lado uma hora antes de tomar decisões importantes. Desse modo ele fechava o ouvido ao mundo exterior e os seus argumentos e ouvia a voz interior do "grande eu superior". O povo também sabe que a noite é boa conselheira antes de decisões importantes. E muitas vezes na manhã seguinte chega-se a uma decisão totalmente diferente da que tomaríamos depois de longas reflexões.

Por outro lado, está cientificamente comprovado que as imagens e as vozes interiores são importantes para nós. Nos laboratórios do sono pôde-se mostrar experimentalmente a rapidez com que adoecemos psiquicamente quando não sonhamos. Depois de algumas noites em que as imagens oníricas foram reprimidas, as cobaias humanas começaram a sonhar durante o dia, de olhos abertos. Do ponto de vista psiquiátrico isso caracteriza as circunstâncias de uma alucinação ótica, o que faz suspeitar de uma psicose. Se as pessoas testadas começam a ouvir vozes que não existem, falamos em alucinações acústicas, que pertencem igualmente ao âmbito psiquiátrico. Não é de admirar que em algumas ditaduras a supressão do sono tenha sido introduzida como um instrumento de tortura.

Portanto, as imagens interiores noturnas são necessárias para manter o equilíbrio da nossa vida psíquica, quer as vivamos com consciência quer não. O fato de muitas pessoas não saberem mais o que sonharam à noite mostra o quanto nos distanciamos do nosso lado feminino com as suas imagens anímicas. No nosso mundo *dominado* por valores masculinos a "falta" de sonhos parece não ser uma falha, porque deixamos de ver o quanto a nossa criatividade é ameaçada por isso. Nós nos acostumamos tanto a viver sem visões que já nem percebemos mais quando perdemos o sentido. A experiência de culturas arcaicas e a pesquisa moderna nos mostram o poder e a necessidade das imagens interiores e, com isso, do lado feminino. O interesse sempre mais nítido e crescente nas décadas passadas pela meditação e pela filosofia espiritual oferece a oportunidade de recuperar novamente esse âmbito tão importante e de chegar a uma vida integral.

*Os sonhos são necessários à vida*

*O poder das imagens interiores*

## As duas direções básicas da meditação

Quando um caminho é difícil, vale a pena desde o início torná-lo tão fácil quanto possível por meio de decisões em princípio corretas. Thaddäus Golas disse que é indiferente o modo como chegamos à iluminação e tudo conspira para confirmar que ele tem razão. Por isso é

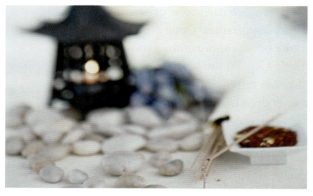

conveniente escolher um tipo de meditação que combine com o nosso próprio ser. Só então a praticaremos regularmente e com prazer e não desejaremos mais renunciar a ela.

Por mais que o Zazen ou a Meditação Vipassana sejam maravilhosos — eles muitas vezes apresentam exigências muito elevadas para o homem ocidental e muitas vezes altas demais para o iniciante. De acordo com as apresentações do sistema do yoga preservado no Oriente há milênios, é até mesmo impossível meditar, porque as exigências são de longe muito difíceis de atender. Segundo a definição, nesse sistema a meditação pressupõe um estado de consciência muito desenvolvido. O Budismo, ao contrário, já considera como meditação cada esforço consciente no caminho e, com isso, naturalmente, adapta-se essencialmente melhor aos iniciantes ocidentais.

*O caminho tem de combinar com o próprio ser*

As dificuldades já começam com a exigência básica da liberdade de pensamentos, que a maioria das direções de meditação orientais têm em comum.

Com isso elas nos sobrecarregam bastante, visto que no início é praticamente impossível ficar até mesmo um curto período sem pensamentos. Você percebe isso numa corajosa tentativa de fazer um minuto de meditação sobre os temas relativos à liberdade de pensamentos. Não há quem não pense que realmente não deve pensar em nada — o que já é um pensamento.

*Sobre a dificuldade de não pensar em nada*

Como é extremamente difícil não ter pensamentos, foram desenvolvidos sistemas que atendem melhor aos nossos desejos, como talvez a meditação dos mantras. Nela nos concentramos num único pensamento, talvez num som — como, por exemplo, a sílaba (oriental) primordial OM — e então tentamos nos concentrar nesse único som. Isso também é muito mais difícil do que imaginamos. Experimente esse sistema de meditação tentando fixar por apenas um minuto o seu pensamento predileto. Mesmo fazendo isso, com toda a probabilidade muitos outros pensamentos perturbadores se imiscuirão.

O todo se torna nitidamente mais fácil quando apanhamos uma seqüência de pensamentos. Um bom exercício é rezar um pai-nosso, sem se desconcentrar. Não se deixe desencorajar se fracassar também nisso. O exercício mostra como é grande a pretensão de permanecer no momento sem deixar-se desviar. Assim que nós consideramos algo perturbador, nesse caso o próprio pensamento, chegamos à resistência. Como a resistência é o maior inimigo da meditação, devemos nos desviar dela. Mas nós vimos que é impossível evitar os pensamentos. Conseqüentemente, só resta um caminho: em vez de excluí-los, devemos muito mais integrá-los à meditação. Esse caminho leva diretamente à meditação orientada, que inclui as imagens interiores dos pensamentos que os outros sistemas tentam em vão banir.

## Meditação orientada

Este tipo de meditação pode lançar os olhos para uma tradição semelhantemente longa como aquela que tenta meditar com a liberdade de pensamentos. Portanto, como às vezes se imagina, ela não é nenhum produto artificial do mais recente cenário esotérico. Nas diferentes tradições dos mistérios dos antigos, mas também na do Egito antigo, as pessoas a serem iniciadas eram levadas pelos hierofantes ao mundo pessoal das imagens com a ajuda das viagens orientadas, e estes preparavam assim os necessários passos de desenvolvimento nas paisagens interiores da alma. Lá, em todo lugar em que os assim chamados sarcófagos de iniciação representavam um papel, os discípulos recém-admitidos, os assim chamados neófitos, faziam suas próprias viagens de imagens. Por último, também o já mencionado sono do templo relacionava-se com as imagens interiores.

Com toda probabilidade, nos velhos tempos as viagens interiores eram analogamente tão naturais como são hoje as viagens externas. Em nenhuma época as pessoas viajaram tanto para fora e tão pouco para dentro como na época moderna. Preferimos voar ao redor do mundo do que nos pormos a caminho para encontrar o próprio eu. Antigamente, só se viajava raramente para o exterior e, quando se fazia isso, muitas vezes tratava-se de peregrinações, que também colocavam a vivência interior acima da exterior. Essa lida tão conhecida com as viagens aos espaços interiores da alma, com suas imagens e símbolos, certamente foi o motivo essencial de os homens antigos terem conseguido viver sem os psicoterapeutas, como os entendemos hoje. Eles ainda viviam em contato vivo com os seus próprios mitos e contos de fada.

*A meditação tem uma longa tradição*

Enquanto hoje somos inundados pelas imagens dos filmes e da televisão e o televisor serve de regra duradoura, as pessoas da Antigüidade tinham poucas imagens conhecidas que estavam em inter-relação direta com a sua vida. Naquela ocasião, o teatro ainda era um acontecimento e não transmitia somente experiências psíquicas para distração, mas, ao contrário, para relacioná-las com a própria vida. Por isso o teatro antigo era tematicamente muito ligado com a religião, e ir ao teatro valia como remédio. Era considerado salutar relacionar-se com as imagens psíquicas liberadas pelas apresentações. Assim, portanto, não é por acaso que as direções das psicoterapias analíticas de Freud e mais ainda a escola de Jung fizeram tantos empréstimos do mito, e que cada vez mais terapias no âmbito da psicologia humanista se servem do trabalho com as imagens interiores. O intervalo de tempo em que as imagens interiores foram consideradas de pouco valor é ao todo — se comparado à história da humanidade — muito curto. Para Platão e a sua época era natural que por trás de cada coisa houvesse uma idéia, mas Goethe compreendia o mundo do criado ainda incontestado como uma imagem. E até mesmo na geração dos nossos avós os contos de fada eram tão importantes, que representavam um papel dominante. É pena que as gerações seguintes quase eliminaram essa alimentação essencial para a infância, e com conseqüências imprevisíveis para a alma.

*Os contos de fada são importantes*

As meditações orientadas estão, portanto, muito perto de nós e são facilmente acessíveis à nossa compreensão ocidental. Muitos de nós já fizemos inúmeras dessas viagens durante a infância e nos divertimos muito. Você pode se reportar a todas essas antigas experiências e reviver o país da fantasia desse modo lúdico.

O nosso tema é a saúde integral, e quando unimos idéias curativas com os órgãos internos resulta uma ligação ideal desse âmbito com o das imagens interiores. Desse modo, podemos maravilhosamente "sorrir para os músculos gastos", o que aprofunda muitos exercícios e os fecunda. Pense simplesmente nas partes afetadas dos músculos e ao mesmo tempo num sorriso.

Esse exercício pode ser utilizado muito bem no músculo do coração. Quem sorri meditativamente para o seu coração enquanto anda ou viaja, lhe presta desse modo um serviço inestimável. Essa postura pode até mesmo se refletir externamente e contagiar as outras pessoas, de modo que elas se encontram conosco com um sorriso franco. A amabilidade é reconhecidamente igual a um bumerangue e sempre volta para nós.

Assim, não é de admirar que o sorriso interior não só seja ensinado em muitas das minhas meditações orientadas, mas também em outros sistemas, como o Tao do yoga de Mantak Chia. Ele pode facilitar e aprofundar na mesma medida o início e o progresso.

*Sobre a bênção da meditação do coração*

Em todas as épocas também houve meditações do coração, como a oração do coração da Igreja oriental. Do modo mais fácil podemos repetir pensamentos para o nosso coração sorridente no sentido de uma meditação com mantras e, assim, sentados ou andando, caminhando ou andando de bicicleta se unirão oniricamente aspectos complementares do crescimento interior. Esse efeito sinérgico leva a resultados muito melhores do que quando praticamos os componentes isolados um depois do outro, pois o todo é mais do que a soma das suas partes.

Nesse método simples é ideal também que, além do efeito do relaxamento profundo que vai até o transe, também surjam outros aspectos saudáveis. Assim podemos tratar os nossos sintomas por esse caminho, e pôr em andamento e sustentar os processos de cura.

## Respiração

A respiração é um dos sustentáculos angulares essenciais do nosso bem-estar. Não é à toa que a voz do povo fala em "fôlego de gato" e se refere com isso à respiração dos vencedores. Portanto, mesmo no âmbito figurado, o ter muito fôlego representa superioridade e aponta os vencedores no jogo da vida. Quando as pessoas brigam na vida particular ou profissional, vence aquele ou aquela com "mais" fôlego.

*A respiração longa*

De acordo com a história da criação, a respiração é o início da vida. Ela vem da unidade, de Deus. Este teve de soprar o alento divino no monte em forma humana criado com barro vermelho, o adama, para que Adão, o primeiro homem despertasse para a vida. Até hoje a respiração pode nos possibilitar experiências divinas, justamente porque é ela que obriga tão decididamente para a polaridade; a partir disso, ela pode levar à unidade ou à sua proximidade.

A nossa vida no mundo dos opostos desenrola-se entre a inspiração e a expiração, e o nosso centro respiratório é uma das mais velhas regiões do tronco cerebral.

Um mito oriental explica o significado da respiração para a nossa longevidade por meio das três deusas do destino. Nele se diz que a primeira deusa tece o fio da vida, a segunda o mede e a terceira finalmente o corta e busca a alma de volta — por assim dizer, depois do trabalho feito. Mas isso só acontecerá quando chegar sua hora ou o número das respirações concedidas for gasto. A isso corresponde a experiência de que aqueles que correm apressadamente pela vida, com a língua de fora, muitas vezes acabam logo com isso e morrem cedo; realmente, como se tivessem gasto sua parte de respirações de modo rápido e com atropelo, e muitas vezes até mesmo desperdiçando-as. Quem ultrapassa a medida ou a medida correta, vive perigosamente, sabemos disso. Quem, ao contrário, desenvolve uma respiração longa durante a sua vida pode alegrar-se por muito tempo com esse tipo de vida.

Mas cuidado: pelo que foi dito não podemos simplesmente chegar à conclusão de administrar as respirações de modo a economizá-las a fim de prolongar a vida. Isso leva a uma vida recolhida em chama econômica, que talvez dure um pouco mais, mas a que preço! Não haveria sentido nem seria divertido ficar idoso. E para ficarmos com o exemplo das deusas orientais do destino: é melhor prolongar as respirações e desfrutar a vida em toda a sua duração e a largos sorvos.

Respirando, o ser humano desde o primeiro alento está amarrado ao entra e sai, ao sobe e desce da polaridade. Ficar definitivamente livre disso só com a morte. No entanto, existem possibilidades de sair do jogo da polaridade por alguns momentos especiais e instantes estranhos. Nessas "pausas da respiração" pode dar certo, durante momentos mais longos ou respectivamente mais curtos, viver a mais extraordinária felicidade por meio do regime polar da expiração e da inspiração.

Subjetivamente, as pausas respiratórias — que podem resultar do processo abaixo descrito da "respiração associada" — podem ser sentidas como muito longas. Trata-se de um presente, de um momento de felicidade, em que estamos bem conosco. Quando a respiração cessa, a alma abandona o mundo tenso dos opostos e pode, fazendo justiça à sua determinação, viver a unidade com tudo o que existe.

*Não viva em chama econômica*

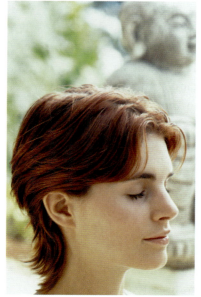

## A respiração associada

Todos os exercícios respiratórios espirituais em última análise visam a um estado de unidade, mas nenhum pode possibilitá-lo tão depressa como a *respiração associada*. Essa técnica simples, que já era conhecida há milênios no Tibete, sempre volta a emergir nos círculos espirituais. Na penúltima mudança de milênio foi fundada a *Order of the Golden Dawn*, aplicada ao crepúsculo dourado, da qual, entre outros, eram membros o poeta irlandês William Butler Yeats, mas também a grande esotérica Dion Fortune.

*Sobre a felicidade das pausas respiratórias*

Comparada com a respiração econômica normal, no caso da *respiração associada* trata-se justamente de uma inundação de energia vital. Enquanto a respiração normal é suficiente para a sobrevivência, a "respiração associada" leva à vida. Mas por quê, podemos nos perguntar, nós todos não respiramos continuamente a respiração da vida e nos sentimos estaticamente a nós mesmos e ao mundo? O motivo pode ser principalmente que a nossa primeira respiração, com a qual chegamos ao mundo, foi tão dolorosa que inconscientemente decidimos evitar algo assim no futuro. Há algumas poucas décadas, de acordo com as regras da antiga obstetrícia, o cordão umbilical realmente ainda pulsante era imediatamente cortado, de modo que o recém-nascido não só sofria uma dor terrível, mas também uma abrupta sensação de sufocação com extremo medo da morte. Isso acontecia porque com a interrupção do fluxo de sangue materno mais nenhuma energia vital podia chegar até a criança. Hoje se espera que o cordão umbilical pare de pulsar e se dá tempo para os pulmões do recém-nascido se desenvolverem devagar e harmoniosamente. Portanto, não há nenhum traço de pânico. A nossa primeira respiração acompanhada pelo medo da morte, ao contrário, era desesperada. Se tudo está no início, esse era realmente o pior começo imaginável para uma vida na polaridade.

*Uma cornucópia de energia vital*

Se a primeira respiração foi tão dolorosa, a ponto de tirar todo o prazer de respirar, então, é especialmente importante ajudar a respiração a recuperar seu direito e suas possibilidades e libertá-la do antigo trauma. Aqui se oferece a técnica da "respiração associada", que de maneira ideal apresenta muitas vantagens. Por um lado, é enfatizada e fortalecida a inspiração ativa e, por outro lado, renuncia-se às pausas respiratórias. Inspiração e expiração fluem harmoniosamente uma para dentro da outra e nisso devemos nos concentrar com tanta consciência quanto possível. Por meio desse tipo de respiração logo se chega a um excesso de oxigênio ou prana, enquanto o resíduo nocivo do metabolismo, o óxido carbônico sai em grande quantidade com a expiração. Isso resulta numa drástica eliminação da acidez, pois o óxido carbônico (mais água) nada mais é do que gás carbônico. Quando o corpo perde tanta acidez por meio da respiração, seus tecidos tornam-se *naturalmente alcalinos*.

Por mais simples que a técnica da "respiração associada" possa parecer, tanto mais eficaz ela é. A inundação de energia causada pela eliminação das pausas respiratórias faz com que os bloqueios sejam desfeitos e os impedimentos no fluxo de energia eliminados. Imagine um antigo sistema de irrigação cujos poços estão em ruínas devido a anos de desuso, e nos quais subitamente a água torna a fluir. A situação do sistema de fluxo de energia sutil no nosso próprio corpo deve ser semelhante. Somente aos poucos ele está sendo descoberto pela medicina tradicional, mas naturalmente ele sempre existiu. Antigas tradições espirituais o conheciam há bastante tempo. A medicina chinesa fala de vasos especiais como o da concepção e o vaso governador e chama esses encanamentos de energia de *meridianos*.

*Meridiano*

A tradição ayurvédica indiana fala de Nadis no mesmo contexto e reconhece nos chakras os correspondentes centros de aglomeração de energia. O simples fato de haver um nome para isso, mostra a importância desse sistema de caminhos sutis de energia.

A moderna medicina alternativa, entretanto, pode medir os pontos nos meridianos — portanto, os pontos de acupuntura —, tanto por meio da resistência da pele quanto por meio da termografia. Até mesmo os chakras não se negam a ter o seu nível de energia medido, desde que o pesquisador austríaco Eggetsberger os "tornou vivos" por meio de uma técnica mais moderna. A energia sutil também foi levada em conta no Ocidente e deu o que falar com o nome de *Orgon* ou *Od* ou também como *magnetismo animal*. No Oriente, no entanto, recebeu mais reconhecimento e dedicação, e ficou conhecida como Chi ou energia Ki, foi valorizada e o seu livre fluxo foi estimulado, por exemplo, no Tai Chi Chuan.

*Os sucessos podem ser medidos*

Quando damos a essa energia a chance — como na "respiração associada" — de concentrar suficientemente a sua força, ela quebra repetidas vezes as barreiras que impedem o seu livre fluxo, até que finalmente elas amolecem e permitem que o fluxo da vida flua desimpedido. Vamos tornar isso claro com um exemplo: também a água que foi canalizada num sistema de irrigação semidestruído pode libertar o leito do rio de impedimentos por contínua força própria à medida que os arrasta consigo. De modo semelhante, vivemos certamente pequenas e maiores libertações respiratórias quando, por exemplo, praticamos a respiração associada e a melhoramos em seminários de respiração.

Além das possibilidades consideráveis, no verdadeiro sentido do termo, a respiração ainda tem toda uma série de funções importantes para a saúde em geral. Em primeiro lugar, ela nos abastece de oxigênio, quando não principalmente de prana, o que de preferência pode ser traduzido por energia vital. Com isso, todos os processos de combustão e do metabolismo são tocados no organismo e mantidos em movimento. Sem a respiração nada funciona, nenhuma vida pode começar nem ser mantida. Pensemos em como uma pessoa sufoca depressa, embora possa viver por longo tempo sem beber e mais tempo ainda sem comer. De fato, a respiração não é tudo, mas sem ela tudo é nada.

A partir daqui podemos traçar um arco até o capítulo do exercício. No que diz respeito à saúde, o exercício só faz sentido se acontece com o assim chamado *equilíbrio de oxigênio*. Isto é, o organismo não pode gastar mais oxigênio do que o que entra pela respiração, ou o corpo fica com carência de oxigênio. Isso acaba num déficit de energia e o exercício faz mal à saúde.

A "respiração associada" também é — como já foi mencionado — uma possibilidade muito maravilhosa de eliminação de acidez, superior a todos os outros métodos da medicina natural — como talvez a ingestão de pós básicos. Enquanto isso, grandes porções da população sofrem de hiperacidez, como também a maioria dos nossos animais domésticos ou para abate.

Uma sessão de duas horas com a respiração associada muda o pólo do metabolismo de alcalino para básico. Para uma correspondente mudança da alimentação, esse é *naturalmente* um apoio eficaz. Toda uma série de sintomas que foram atribuídos ao excesso de acidez, podem desaparecer com essa terapia. Devemos pensar talvez na síndrome de dor que não está clara ou em todos aqueles fenômenos que antigamente eram classificados pelos médicos como "distonia vegetativa", portanto, tensões falhas no sistema nervoso das vísceras. Eles podem variar de regulações falhas da pressão arterial até doenças das articulações e das partes moles.

*Duas horas de grande efeito*

*Ajuda para a digestão*

Além disso, apenas pelo seu mecanismo a respiração ainda é uma ajuda inestimável no processo digestivo, pois o diafragma é pressionado para baixo em todo o espaço do ventre durante a inspiração profunda, massageando a barriga. Assim, apóia-se o esvaziamento do intestino grosso. Quem sofre de prisão de ventre, deve aprender em primeiro lugar a respirar corretamente, antes de lançar mão de medicamentos.

Com a respiração consciente nós temos a grande oportunidade de nos carregarmos de energia, de ficarmos em forma e de gozarmos a vida, e até mesmo de convocarmos outras pessoas a fazerem o mesmo. Isso ocorre mais depressa e com mais facilidade com a técnica da *respiração associada*. No entanto, é importante que durante as primeiras três ou quatro sessões se pratique sob a orientação de um competente terapeuta da respiração. Seminários como "Energia e Criatividade" ou os seminários elevados da série *Medicina Arquetípica* oferecem a oportunidade para fazer isso. Já no *Heil-Kunde-Zentrum*, em Johanniskirchen, são regularmente ministrados cursos de respiração de finais de semana, com sessões particulares; além disso, em muitas cidades dos países de língua alemã já há terapeutas da respiração formados por nós. Quanto mais participantes se reunirem para fazer a viagem da respiração, tanto melhores são os resultados. Quando mais pessoas concentrarem a sua energia, tanto maiores serão os passos que cada indivíduo poderá dar. Em grandes grupos de até 150 participantes pudemos fazer essa experiência com clareza. Mas aqui também vale dizer que cada pessoa tem de descobrir por si mesma o que lhe faz bem. Quem se sente observado no grupo e não consegue relaxar, lucra mais se praticar sozinho com o terapeuta.

## Sugestões de relaxamento ativo e passivo

A beleza do relaxamento é que podemos relaxar de maneiras tão diferentes e que cada pessoa pode escolher a que lhe traz alegria. Isso também é a melhor garantia de que iremos perseverar e de não vermos nisso apenas um dever trabalhoso. Um método de relaxamento que pode ser muito bem combinado com a meditação orientada é o do *relaxamento progressivo dos músculos,* segundo Jacobson. Nessa prática as regiões do corpo são tensionadas ao extremo em seqüência e, então, relaxadas com toda a consciência. Depois da grande tensão podemos soltar-nos mais profundamente no relaxamento subseqüente.

O relaxamento progressivo dos músculos é fácil de aprender, e o tensionamento e o relaxamento conscientes de cada região do corpo também podem ser tentados sem orientação.

## Música

Outra maravilhosa possibilidade de relaxar é o relaxamento com música. Todos sabem como são positivos os efeitos da música e do ritmo sobre o organismo humano. É conhecido o efeito animador e eletrizante do *rock* e do *pop*, o efeito calmante da boa música para meditação ou a força harmonizadora das sonatas e sinfonias. Enquanto o *rock and roll*, proveniente do ritmo negro e do blues, ativa principalmente o pólo feminino a partir da bacia e tem uma forte conotação corporal, a boa música de meditação visa à sincronização dos dois hemisférios cerebrais. A música clássica agrada a todas as pessoas, agindo enfaticamente no âmbito psíquico e mental.

*Música faz bem*

Como o nosso organismo é um sistema de diversas vibrações e ritmos, todos os ritmos e freqüências vindos de fora podem levá-lo a vibrar junto. Assim se explica o nosso balanceio quando a música nos agrada. Esta, além disso, tem a característica de influenciar de tal maneira o nosso cérebro que todo o organismo é polarizado para a atividade ou o relaxamento.

Quando escolhemos a música certa, a atividade cerebral cai, e ela pode ser medida pelo assim chamado EEG — eletroencefalograma, que na consciência diária normal fica entre 13 até 30 Hertz, num volume de latitude entre oito e doze Hertz ou até mais profundo. Denominamos isso de *estado Alfa*. Cada aprofundamento nesses âmbitos traz consigo, além dos outros efeitos desejados, a regeneração física e o relaxamento mental: nós nos acalmamos. Assim que a fase da audição ativa chega ao fim, começa um período de escutar atentamente e, com isso, o mergulho infinito no relaxamento, não mais controlado pela razão. Ao ouvirmos a música, devemos de preferência usar fones de ouvido, para nos proteger contra as perturbações externas. Além disso, eles melhoram a qualidade musical e criam um espaço fechado de som, no qual, no caso ideal, nos esquecemos do tempo e do espaço.

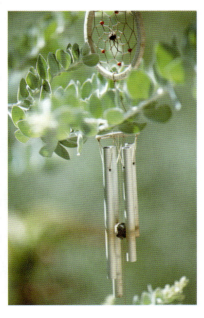

*Acalmar-se*

As assim chamadas *mind machines*, máquinas mentais, devem intensificar ainda mais os efeitos do relaxamento. No entanto, elas dependem muito do hábito, e os seus surpreendentes sucessos iniciais na maioria das vezes não são duradouros. O efeito dos berços de som é nitidamente mais profundo, e a fase de relaxamento é prolongada. Neste caso, o corpo inteiro fica numa espécie de berço de madeira, que é recoberto por uma rede de cordas. Um terapeuta faz as cordas e todo o berço vibrar suavemente — e, desse modo, faz todo o corpo vibrar também. Esse método infelizmente é muito caro, e hoje é substituído por muitos outros sistemas vibratórios mais simples, como o *Sleepy-System*, que citarei adiante.

### O sono

*O sono* oferece-nos a primeira e melhor possibilidade de relaxamento. É uma pena que não o cultivemos mais como era costume antigamente. Esse dilema fica claro no crescente consumo de remédios soníferos e tranqüilizantes. Mesmo que esses medicamentos nos permitam adormecer, o sono assim forçado de longe não é tão recuperador como o natural. O fato de só podermos desfrutar raras vezes do sono natural deve-se, entre outras coisas à não natural inundação de estímulos em que nós vivemos. Muitas vezes conseguimos transformar a noite em dia com meios artificiais. Ou interrompemos o período de regeneração com o som do despertador, antes de ele encerrar-se naturalmente. Desse ponto de vista, o despertador é uma descoberta muito negativa. Desse modo o sono não é mais o que foi, um dia.

Por outro lado, fomos até o ponto de ignorar a natureza e mudar à vontade o ritmo do nosso sono. Prolongamos o período ativo desperto até altas horas da noite e encerramos o sono cedo demais, no que se refere ao número de horas. Assim, muitas vezes já é dia claro antes de finalmente nos levantarmos da cama. Quase mais ninguém vive de acordo com o ritmo solar ao qual o nosso organismo se acostumou ao longo dos milênios da evolução.

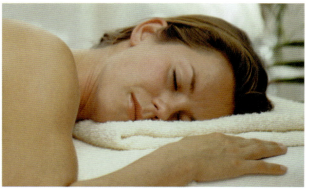

O déficit de recuperação devido à falta de sono, ao sono nas horas erradas e ao fato de o sono tornar-se mais superficial e de pouca profundidade quanto mais necessidade temos dele, causa problemas a cada vez mais pessoas. Nessa situação muitos lançam mão de pílulas. Mas estas muito mais nos colocam numa "inconsciência" quimicamente alcançada. Não é de admirar que no dia seguinte não sejamos tão capazes do desempenho como gostaríamos de ter, mas estejamos antes cansados e sem forças. Todas as formas naturais e, portanto, forças significativas de regeneração, fazem parte do pólo feminino ou têm uma alta porção nele. No exemplo do sono esses inter-relacionamentos podem ser bem explicados. No entanto, não podemos nos aproximar desse tema com a "mentalidade masculina de fazedores". Aqui o ativo "fazer" depara com os seus limites. Sem o "deixar acontecer" nada acontece e principalmente não há sono. A meditação, a regeneração e o sono têm em comum o fato de não podermos fazê-los. Em compensação, está em nossas mãos criar condições ambientais boas e favoráveis, que permitam que a recuperação possa acontecer com toda a probabilidade. Durante o dia, muito exercício ao ar livre provoca um agradável cansaço físico. Depois de jantar cedo e de comer principalmente comidas leves devemos nos deitar numa cama confortável e num quarto de atmosfera tranqüilizante. Além disso, devemos tentar descansar também interiormente, desligar-nos das nossas preocupações e problemas e nos alegrarmos com o período de descanso. Isso aumenta claramente a probabilidade de um bom sono saudável.

*O sono é a melhor recuperação*

*Meditação, regeneração, sono*

Sem dúvida, precisamos da necessária paciência para esperar a chegada do efeito desejado. Quando as filosofias orientais falam da "arte de não fazer nada", trata-se certamente dessa lida consciente com o pólo regenerativo e não, como se encara muitas vezes erroneamente no Ocidente, de mera preguiça. As nossas dificuldades com o deixar acontecer ficam muito claras no que se refere ao sono. Mas quando novamente aprendemos a dormir e a nos desapegar, recuperamos o relaxamento geral ou descobrimos uma boa possibilidade de cair no sono por meio da meditação orientada.

Uma possibilidade maravilhosa de aprender a desfrutar novamente o sono é oferecida introduzindo-se outra vez a sesta. Isso pode dar certo com muita facilidade como atestam as pesquisas feitas nos Estados Unidos, revelando que por meio da sesta é possível salvar a segunda metade do dia. Só quem descansa após o almoço pode contar com o aumento de desempenho à tarde, semelhante ao da manhã. Empresas dos Estados Unidos já começaram a construir salas para repouso dos funcionários. Esse relaxamento do início da tarde pode ser mais eficaz ainda com a ajuda da meditação orientada.

## A suave revolução do sono

No futuro, o tema do sono, tão importante para a regeneração, pode passar por uma revolução ou no mínimo por uma renovação pioneira, que encontrará seu caminho passando pelo dormitório das crianças e chegando rapidamente ao dos pais. A situação é precária, pois os problemas do sono aumentam cada vez mais. É provável que eles se relacionem com o fato de termos um problema geral com o tema do desapego. Oitenta por cento dos alemães adultos conhecem os problemas do sono por experiência própria e nas crianças eles já não são mais uma raridade, como muitos pais atormentados sabem.

*Problemas do sono em crianças*

Muitos pais desesperados e esgotados levam seus filhos para um passeio de carro ao redor do quarteirão até que eles — embalados suavemente pelo balanço do carro — finalmente adormeçam. Então eles os retiram cuidadosa e suavemente do carro, tão tranqüilamente quanto possível, e é nesse momento que as crianças acordam outra vez. Pois foi o suave balanço que as embalou. Assim que nada mais se movimenta, elas logo estão despertas outra vez.

*Embalos resultam em maravilhas*

Embalar é o remédio milagroso. Por isso as crianças gostam tanto dos balanços nos parques, por isso os adultos gostam de se embalar dançando, gostam de relaxar no embalo de Hollywood ou de ser embalados pelas ondas suaves nos barcos. Isso tudo certamente tem a ver com o fato de já termos sido embalados no quente líquido amniótico do ventre da nossa mãe — pelos passos da nossa mãe, mas também pelo ritmo de sua respiração. Assim, já existe um sistema, cujo nome é *Sleepy*, com o qual as próprias crianças podem embalar-se até adormecer. Com ele, as suas respirações se transformam em suaves movimentos de berço. É suficiente colocar quatro discos sob os pés da cama e a vibração tem início. Esse sistema simples pode embalar não só as crianças, mas também os adultos num sono suave. O sono chega mais depressa, é mais profundo e sua ação é refrescante. Os discos vibratórios do Sleepy podem cuidar sem grandes custos daquela regeneração noturna que hoje muitas vezes nos falta. Quem adormece com mais facilidade, relaxa mais profundamente e acorda revigorado depois de um curto período, aproveita melhor a noite e organiza o dia com mais eficácia e o desfruta de outra maneira. A noite se transforma novamente em fonte de energia e regeneração, cujo esgotamento não custa nem tempo nem trabalho.

Eu fiz pessoalmente essa experiência no Heil-Kunde-Zentrum, em Johanniskirchen, onde por mais de 15 anos temos usado as camas de terapia do sono.

## Qi Gong e Tai Chi Chuan

Exercícios de relaxamento profundo são oferecidos pelos métodos orientais do Tai Chi Chuan e do Qi Gong. Nos seus fluentes modelos de exercício sustentados pelo próprio ritmo corporal, o ponto decisivo é a consciência. Pessoas orientadas pela matéria, que abordam esses exercícios com o lema orientado para o desempenho "bastante ajuda muito", deixam de reparar na sua parte essencialmente meditativa. Eis aí um grande tesouro, que somente hoje o Ocidente tenta compreender. Em todo caso, já existem os primeiros esportistas de ponta que praticam Qi Gong com grande sucesso. Para nós isso deve ser ao mesmo tempo uma sugestão e um estímulo.

O fato de, no Ocidente, termos a princípio chamado o Tai Chi Chuan de *Boxe contra a sombra*, provavelmente foi motivado pela forma básica que o Tai Chi Chuan oriental apresenta. No entanto, aqui não se trata de técnicas marciais ocidentais, como talvez o boxe. Além disso, ela não se assenta unilateralmente no pólo masculino, mas reconcilia os dois pólos da realidade, como o seu símbolo expressa claramente. A força é dirigida pelo calmo rio de energia.

Toda atividade acontece a partir do meio tranqüilo, o hara, e toda a concentração está no movimento momentâneo. Ela acontece no momento e nunca está voltada para uma eventual vitória futura.

O objetivo é o caminho, e essa sabedoria oriental vale principalmente também aqui. Então, por assim dizer, não se leva muito em conta que as vitórias sejam especialmente fáceis.

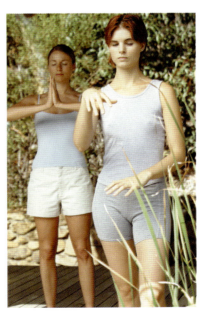

*Tudo acontece no momento*

## • Especial: Bem-estar

Relaxamento na água

Ideal para relaxar é a água térmica à temperatura do corpo, como foi comprovado em muitos seminários.[14] Com a correspondente técnica respiratória ou o apoio de bóias nos calcanhares, o corpo fica estável na água, que deve ter a temperatura externa do seu corpo. Assim, logo se perde a sensação dos limites e se chega a um relaxamento profundo que, não raras vezes, leva a experiências de unidade. Então, onde desaparece a percepção dos limites, a experiência se torna ilimitada e a percepção, abrangente. Mas, no que diz respeito à experiência da unidade, esses já são sinais de experiências de pico.

Se essa meditação da água ainda for estimulada com música subaquática e apoiada por acompanhantes especializados em terapia da água, o relaxamento é perfeito.

*Água à temperatura do corpo*

A água é ideal até para o treinamento dos movimentos. Muitas pessoas preferem treinar na piscina a fazê-lo em terra firme, pois assim a pressão sobre as articulações é mínima. Para muitas pessoas acrescenta-se ainda a alegria de estar na água. Isso provavelmente tem a ver com o fato de todos nós, bem como toda vida, termos vindo da água. Na meditação profunda, algumas pessoas conseguem lembrar-se do líquido amniótico à temperatura do corpo, pois puderam preparar-se durante nove meses para esta vida.

---

14. Urs Honauer. *Wasser — die geheimnisvolle Energie für Gesundheit und Wohlbefinden* [Água — a energia misteriosa para a saúde e o bem-estar], Editora Heinrich Hugendubel, 1998.

## Sauna, tepidário e outros usos do calor

A assim chamada *sauna finlandesa* é conhecida entre nós desde a década de 1930. Mas o conhecimento do efeito curativo e benfazejo das aplicações de calor é ainda mais antigo. Muitas tradições e ilustrações nos contam sobre culturas de banho altamente desenvolvidas. Desse modo as fontes de água quente se tornaram locais de ritual e, no reinado romano, os cidadãos, os senhores de terra e os viajantes se encontravam nos assim chamados tepidários. O tepidário ocupava o centro da vida cultural e política. Era um lugar em que se conheciam as novidades e se davam conferências, mas era ao mesmo tempo um lugar de purificação e de relaxamento. Bastante semelhante se apresenta o hammam, a variante turca do uso de calor numa atmosfera quente e úmida. Esse tipo de oásis de bem-estar sem dúvida também tem o seu lugar entre nós. Nas cidades grandes são oferecidos hammans majestosos e muitos hotéis têm as suas próprias pequenas variantes.

O desejado efeito de relaxamento e de regeneração profunda, bem como o apoio do equilíbrio vegetativo só é possível na sauna quando o usuário respeita determinadas regras e a ida à sauna se torna um ritual. A elevada temperatura ambiente no local cuida para que as pessoas deitadas lá dentro fiquem aquecidas. A temperatura do corpo se eleva. Produz-se o suor. Uma parte do suor evapora-se na superfície da pele e com isso cuida do esfriamento.

A regulação térmica do organismo é estimulada, pois na verdade ela tem de manter a temperatura do corpo a 37 graus Celsius.

*Regulação térmica do corpo*

Para suarmos bem precisamos chegar enxutos à sauna. Apenas uma superfície de pele seca possibilita o aumento paulatino da temperatura corporal; caso contrário, a carga sobre a circulação é muito elevada. Depois de um banho de oito a doze minutos de calor, sendo que nos dois últimos devemos sentar-nos, a parte ativa da ida à sauna chega ao fim. Eventualmente, mas não necessariamente obrigatória, a assim chamada infusão, que umedece o nosso aparelho respiratório, pode ser o encerramento. Basta jogar duas a três jarras de água sobre as pedras do forno da sauna, para que elas formem rapidamente vapor. Além disso, são oferecidos os mais diferentes aromas e adições para a infusão. Mas isso nem mesmo é necessário e às vezes é até mesmo nocivo.

Infelizmente, no passado a infusão tornou-se uma demonstração de dureza, de capacidade de resistência e de auto-afirmação.

Duas ou até três infusões seguidas, o adiamento e a espera antes de desistir e sair da sauna sobrecarregam o sistema cardíaco e respiratório e são perigosas. Dessa maneira a pressão pode subir até o valor de pico além de 200.

À saída da sauna começa a fase de resfriamento, de preferência com uma permanência ao ar livre. Durante alguns minutos devemos caminhar agradavelmente. Isso é melhor do que ficar em pé. Para encerrar o resfriamento com água há uma regra básica: sempre da água morna para a fria e de vez em quando muito fria, e sempre da periferia para o centro do corpo. Quando as pessoas pulam de cabeça no tanque de água fria, isso já é quase um "pecado mortal". Grandes quantidades de sangue na pele são pressionadas de volta ao coração com um choque pelo sistema venoso e o sobrecarregam gravemente. Com isso, a pressão sistólica (o primeiro dos dois valores) sobe acima de 250. Por esse motivo já houve casos de morte na sauna. Mas eles não se devem à saudável indicação destinada ao bem-estar, mas simplesmente ao comportamento errôneo do usuário.

*Uso de água fria*

Nos usos corretos da água fria a respiração nunca deve parar. Mas se isso acontecer, é simplesmente porque fomos rápidos demais. Agora convém friccionar o corpo inteiro com uma toalha e beber bastante água, de preferência água à temperatura do corpo. Além disso, não se emagrece na sauna: a perda de peso depois de suar é mera perda de água, que tem de ser compensada logo depois. Não beber nada porque a balança talvez acuse uma perda de alguns gramas pode significar risco de vida: em todo caso é muito nocivo à saúde.

*É imprescindível beber bastante água!*

Depois da ida à sauna devemos elaborar as reservas de água do corpo, no sentido de limpar e completar essas reservas. Por isso é recomendável suprir o organismo com água realmente boa. Nisso não se trata do seu conteúdo (desaconselhamos a água mineral), mas do seu estado energético.

Apoiada pelo esfriamento, a situação da reação modifica-se no sistema nervoso vegetativo do nosso organismo, e o "jogador oponente", o parassimpático, obtém mais influência. Quem ainda tiver os pés frios nesse momento, no final da ida à sauna, deve fazer banhos com calor ascendente nos pés ou duchas alternadas. Com os pés agradavelmente quentes nada mais impede um período de regeneração profunda. Depois de cada sauna você deve fazer um descanso de no mínimo 45 minutos. Infelizmente na nossa época de vida acelerada dificilmente se faz esse descanso de três quartos de hora. Em vez disso, a maioria das pessoas prefere fazer uma terceira visita à sauna. De um a dois desses ciclos descritos já bastam para uma bela compensação de um dia cheio de acontecimentos e para cuidar do nosso equilíbrio psíquico. Quem desejar, pode ainda conceder-se uma massagem de relaxamento.

Mais uma sugestão quanto à freqüência: quem puder pagar, deve ir uma ou duas vezes por semana à sauna, pois desse modo pode perceptivelmente ajudar a manter a sua boa saúde. Talvez até valha a pena construir uma sauna no próprio porão da casa. No inverno isso é sem dúvida uma vantagem, e desse modo suporta-se melhor o ritmo regular.

*Fazer sauna de uma a duas vezes por semana*

Muitas pessoas preferem descontrair-se num *banho de vapor*. No entanto, não devemos enganar-nos com a temperatura baixa (na maioria das vezes de 50 graus). Para o corpo, o banho a vapor representa um incômodo maior do que o causado pela sauna seca. Devido à falta do frio da vaporização, acontece realmente um aquecimento mais intenso do corpo.

De todos os pontos de vista muito recomendável é o pólo feminino oposto à sauna finlandesa, o uso suave do calor num tepidário. Aqui o efeito benéfico já é alcançado com a temperatura do corpo, portanto, aos 37 graus. Lá pelos 45 graus a excreção dos resíduos do metabolismo ocorre com mais facilidade; aos 55 graus, o sistema imunológico é mais bem fortalecido. O tepidário é uma câmara morna (em latim *tepidus* = morno), em que o calor se irradia das paredes, do chão e dos bancos, penetrando lentamente no corpo. Os efeitos são especialmente saudáveis devido ao longo tempo em que se mantém a eficácia do calor. Conforme a sensação pessoal de bem-estar, você pode ficar meia hora nas salas mantidas de 45 a 55 graus, e ficar até várias horas na sala mantida à temperatura do corpo. O uso do tepidário é ideal para todas as pessoas afligidas pelo reumatismo e pelo *stress*. E como eles existem cada vez mais na nossa época, no futuro os tepidários vão empreender um caminho bastante vitorioso.

Em todo lugar onde a questão é uma regeneração profunda de modo natural, não desconsideramos mais essa instalação. Também no esporte competitivo, esse pouco utilizado efeito da câmara aquecida se tornará cada vez mais importante, pois ela também dá uma contribuição valiosa para uma regeneração mais rápida e melhor dos incômodos físicos excepcionais. Muitas das vantagens atribuídas ao tepidário também valem com restrições para as *grutas para suar*, iguais às que às vezes encontramos nos banhos termais. Com temperaturas acima de 50 graus, podemos ficar mais tempo ali do que na sauna. No entanto, os efeitos de relaxamento bem como a limpeza de resíduos nocivos é semelhante. Mas o incômodo para a circulação cardíaca é claramente menor. As pessoas que por esse motivo até o momento não ousaram ir à sauna sabem valorizar isso. Elas sentem-se melhor numa gruta para suar.

Além disso, a oferta no âmbito do bem-estar é cada vez maior. Temos as opções não apenas dos banhos termais com gigantescas saunas e paisagens para nos sentirmos bem, mas cada vez mais hotéis constroem seus edifícios em forma de templos do bem-estar. O melhor é experimentar as diversas variantes com muita sensibilidade para o próprio organismo e descobrir a melhor para si mesmo, de acordo com as palavras da Bíblia: "Experimentai tudo e mantende o melhor". Devemos pensar que também nesse âmbito devemos nos proteger contra exageros e exigências excessivas. Nem tudo que nos é recomendado como abençoado nos faz bem pessoalmente.

*A cabina de infravermelho oferece muitas vantagens*

No setor da sauna, a cabina de infravermelho se tornou uma nova conquista atual, principalmente pela queda drástica de preço. Ela representa um grande lucro tanto para o âmbito médico como para o da boa forma, pois combina várias vantagens numa só. O efeito de aquecimento na *cabina de infravermelho* é realmente profundo e chega a penetrar uns quatro centímetros. Isso significa que todo o tecido se aquece, não apenas a superfície da pele. A irradiação infravermelha corresponde amplamente ao calor irradiado pelo sol. Por isso, provavelmente, a pele humana a suporte tão bem. A temperatura ambiente alcançada é menos importante, e fica abaixo de 60 graus.

O aquecimento profundo, que inclui todas as partes musculares essenciais do esqueleto, por exemplo, torna o seu uso depois do esporte especialmente agradável e é até mesmo preferível a um banho de descanso. Antes da prática do esporte ele já é interessante como aquecimento rápido da musculatura, mesmo que não substitua realmente os exercícios de alongamento. Diversos estudos científicos comprovam que o suor eliminado na cabina de infravermelho contém grande quantidade de escórias e toxinas; isso significa que podemos falar de fato em desintoxicação objetivada.

Com cada vez maior freqüência a medicina descobre novos usos para a cabina de infravermelho.

No contexto de usos mais prolongados, que vão além de meia hora, pode-se conseguir a assim chamada *hipertermia*, uma espécie de febre artificial, que muitas vezes leva à melhora evidente das doenças reumáticas, mas também das alergias, e até mesmo do câncer. Essas utilizações mais extremas só devem ser feitas sob orientação médica e em combinação com uma terapia vigiada.

*Fortalecimento das forças de defesa*

Particularmente, a *sauna infravermelha* pode ser usada com proveito num âmbito de transição da medicina. Como ela fortalece a defesa, ajuda a evitar resfriados ou até mesmo a interrompê-los. Para uma limpeza de pele e dos tecidos subcutâneos, basta o uso diário por meia hora, a temperaturas mais baixas. Isso é valorizado principalmente pelas mulheres que se vêem às voltas com a assim chamada *celulite*.

Além disso, a cabina de infravermelho tem a vantagem de só requerer um espaço mínimo (há cabinas simples e duplas). O gasto de energia elétrica é pequeno, não existe tempo de aquecimento. O preço do aparelho para fins puramente medicinais (por exemplo, segundo Ardenne) até há pouco tempo era muito elevado para torná-lo atraente para o âmbito privado. Mas, graças à produção em série, o preço se equipara ao de uma boa sauna. Em caso de problemas de espaço, ela pode ser uma alternativa para a sauna habitual.

## Relaxamento integral

Os tepidários e as grutas para suar podem ser usados nas meditações orientadas de modo maravilhoso, visto que o calor suave apóia o relaxamento e o desligamento, não sobrecarrega a circulação e o metabolismo é suavemente estimulado. Nas saunas superaquecidas a meditação só é possível para os que têm muita prática; nisso os finlandeses levam vantagem. O dia-a-dia deles em parte acontece na sauna, e até as crianças já nascem no calor. O alongamento também dá melhores resultados no tepidário, uma vez que os tecidos cedem com mais facilidade no calor e o ambiente belo e descontraído é idealmente apropriado para relaxar. Tampouco não ficamos com a sensação de estar perdendo algo ou de ter de trabalhar, mas podemos logo usar duplamente o tempo que nos concedemos. Não menos importante, é mais divertido alongar e sentir um corpo flexível quente do que um frio, que precisa criar a própria energia. O calor externo aqui é um apoio bem-vindo.

*Alongar-se e meditar no tepidário*

Agora só falta a música adequada, e o relaxamento e a regeneração serão perfeitos. Como você vê, de acordo com o gosto pessoal cada um pode construir para si mesmo um campo de descontração que o ajude a harmonizar o corpo e a alma. Para muitas pessoas ainda, o aroma certo é importante. As possibilidades da aromaterapia e das defumações oferecem muitas opções. Um prazer especial é uma massagem aromática nesse ambiente quente e protegido.

## Preste atenção nisto!

Por mais recuperadoras e construtivas que sejam as horas passadas nas instalações descritas, mesmo nos banhos quentes podemos cometer erros. Quem conhece os perigos, foge deles. Por isso nunca

- faça sauna de estômago cheio,
- faça sauna com infecções febris agudas,
- entre molhado na sauna,
- fique sentado ereto por muito tempo na sauna. Isso faz embolsar grandes quantidades de sangue e oculta o risco de um colapso,
- permita alta umidade na sauna (deve estar abaixo de 10%),
- pule despreparado na piscina. Isso apresenta até mesmo risco de vida!
- faça muitas visitas à sauna sem manter os períodos de descanso,
- beba pouca água. A perda de peso devida à sauna que não seja compensada pela ingestão de água ou de chá não é saudável.

# Palavra Final

Até aqui, este programa de saúde integral tratou de tudo o que podemos fazer para nos sentir bem e vivermos em harmonia de corpo e mente. Os capítulos principais foram exercício, alimentação, relaxamento e respiração. Mas para encerrar permita que eu dê uma olhada num âmbito que ocupa uma posição de valor cada vez mais elevado entre nós. A palavra-chave é *"anti-aging"* [contra o envelhecimento] e no momento ela ocupa todo um ramo da indústria. E a pergunta é: existe um método seguro contra o envelhecimento?

*Ficar velho, mas não ser velho*

Com o envelhecimento temos um problema muito mais profundo do que se percebe à primeira vista. Realmente a maioria das pessoas quer envelhecer, mas ninguém quer ser velho. Mas isso leva a um dilema essencial e deixa muitas pessoas infelizes. Pois se todos querem ficar velhos — o que, na verdade, ninguém quer ser —, no final todos ficam decepcionados. Aqui se juntam dois problemas básicos e se somam numa catástrofe. Por um lado, temos tanto medo da morte que a queremos evitar a qualquer preço e, só por esse motivo, queremos ficar muito velhos. Por outro lado, desenvolveu-se um culto à juventude nunca visto, e pessoas acima de 49 anos já não pertencem à juventude. No mínimo isso é válido para os clientes da propaganda na televisão. Eles só exibem determinadas propagandas pagas quando sabem que há espectadores mais jovens diante da tela.

Por isso mesmo o *anti-aging* é um lema que não pode funcionar, porque na verdade todos nós queremos ficar muitíssimo velhos. Só que ninguém deve perceber isso. No entanto, isso é inevitável. A idade se mostra por toda a parte — a partir dos sintomas típicos das doenças até os marcantes fenômenos da pele. Nem todos conseguem suportar isso com dignidade e compostura, muitas pessoas se lançam numa guerra amarga contra o envelhecimento visível. Isso começa com um impiedoso treinamento da boa forma, que ao menos não causa muitos danos à saúde, continua com operações cosméticas e termina com uma abundância dos assim chamados remédios milagrosos. Esses começam pelos hormônios, passam por suplementos alimentares até chegar às drogas miraculosas totalmente obscuras. Esse é um negócio de milhões para a indústria.

No que se refere aos hormônios, devo advertir urgentemente contra eles. Pois eles não melhoram a vida, mas podem até mesmo encurtá-la, visto que — como atestaram os mais recentes grandes estudos com mais de um milhão de mulheres — eles aumentam em cer-

*Advertência contra os hormônios*

ca de 60% o risco de contrair um câncer. Depois dos resultados dos novos estudos podemos e devemos encerrar a terapia de reposição hormonal. A última grande pesquisa até mesmo foi interrompida pela comissão de ética, porque para esta, o risco (de câncer) para o grupo de mulheres em tratamento com hormônios pareceu inaceitável.

*Os suplementos alimentares não devem existir*

A enchente de suplementos alimentares com certeza tem seu mercado, mas eles são — como demonstram todos os maiores estudos de casos independentes — ineficazes quando tomados sem controle e, em última análise, ao acaso. Engolir algumas substâncias cujos fabricantes e divulgadores prometem efeitos maravilhosos é um conceito ingênuo e ineficaz, mesmo que seja divulgado e representado com tanta ênfase. Um exemplo nos mostra quais truques psicológicos são usados: um norte-americano defende o seu conceito de vitaminas com milhões gastos em propaganda e afirma, malcriado, que uma máfia da indústria farmacêutica e políticos comprados impedem a sua expansão internacional. A argumentação é atraente e pode levar as pessoas — muitas vezes com razão — a defrontar-se ceticamente com os grandes sindicatos e políticos, não raro seduzindo-as a fazer esse "pequeno investimento". Os argumentos do motivo pelo qual as pílulas devem ajudar, a um exame mais acurado, são ridículos.

Afirma-se que os animais nunca têm um enfarte cardíaco porque eles mesmos conseguem produzir as vitaminas necessárias. As pessoas não podem, e por isso precisam tomar essas vitaminas, para proteger-se não só dos enfartes, mas de todos os quadros mórbidos malvados deste mundo. Esse é não somente um pensamento ingênuo, mas também errado. Se mantivermos os animais do modo como hoje vivem os homens, com certeza eles terão enfartes cardíacos! Aqueles porcos de alto desempenho que, dotados de uma costela a mais, deviam aumentar o rendimento dos camponeses, impediam isso, pois morriam do coração. Basta tentarmos montar as zebras para elas também morrerem de problemas no coração. De outro modo, as afirmações estão certas: os animais produzem muitas das vitaminas de que necessitam; as pessoas também podem fazer isso, mas não em medida suficiente.

A conclusão de que as pílulas de vitaminas podem evitar enfartes nem sequer é lógica. Da mesma maneira e com mais razão podemos afirmar que os crocodilos têm uma couraça e nunca têm problemas financeiros. Concluir disso que basta usar carteiras de crocodilo para solucionar problemas financeiros é obviamente uma tolice.

Deixaram-me pensativo principalmente algumas viúvas que queriam que eu lhes respondesse por que os seus maridos, apesar da ingestão regular das vitaminas, tiveram de morrer tão cedo. Quem apenas engole vitaminas pensando que com isso fez o suficiente para a sua saúde, está num caminho perigoso. Quem, ao contrário, se exercita mantendo o equilíbrio de oxigênio, alimenta-se sensatamente e cuida de ter suficiente relaxamento e um sono recuperador está num caminho incomparavelmente melhor. Se quiser ingerir adicionalmente vitaminas, você pode fazê-lo. Não há perigo e, ao menos, sustenta um negociante esperto.

*As vitaminas não são suficientes*

## Receitas para uma longa vida cheia de vitalidade

Para viver muitos anos há realmente algumas receitas que são fáceis de seguir e, além disso, baratas. O fato de não serem as grandes vencedoras entre nós, deve-se ao fato de levarem a domínios que hoje são tudo menos populares. E elas nada mais têm a ver com o costumeiro conceito de *anti-aging*. Pois, mesmo que gastássemos mais de 2.000 dólares por mês em suplementos alimentares — como fazem muitos norte-americanos —, não ficaríamos nem um dia mais jovens, apenas ficariam mais pobres. Pesquisas do ramo na busca de uma vida longa trouxeram à luz quase o oposto exato do *american way of life*. Nos Estados Unidos, na antiga Rússia e no Japão, quando se pediu às pessoas de cem anos dos respectivos países que revelassem as possíveis receitas secretas para a sua longevidade, os pesquisadores chegaram a um resultado deprimente: tratava-se quase exclusivamente de pessoas pobres, que durante toda a vida comeram pouco e somente comida simples. Em razão da sua pobreza, elas não tinham como engordar com proteína, ou seja, com carne, como se tornou costume nos países do assim chamado primeiro mundo. Também a abundância de gorduras, habitual entre nós, estava pura e simplesmente fora do alcance delas. As suas refeições se baseavam em cereais — e, portanto, em carboidratos. Todo o resto era muito caro. Muitas dessas pessoas tinham tão pouco para viver, que na maioria das vezes tinham de fazer um jejum parcial, e na maioria das vezes durante a primavera. Embora isso de fato acontecesse por necessidade, a maioria das pessoas centenárias comia dessa maneira e, principalmente, com moderação; para iguarias caras e comidas refinadas em geral faltava-lhes o dinheiro. Chamou a atenção como era freqüente o número de apicultores pobres entre as pessoas que ficavam muito idosas. Eles vendiam o mel centrifugado e ficavam somente com os favos sujos de pólen e própolis, que mastigavam. Hoje temos de deduzir que com isso, inconscientemente, faziam o melhor pela sua saúde. Pois dessa maneira, recebiam as mais valiosas substâncias da colméia, que hoje, por exemplo, na forma de uma cura com Viabol, alicerçam de modo impressionante a sua importância para a saúde.

Hoje conhecemos o inter-relacionamento entre prosperidade e expectativa de vida também da perspectiva inversa. Pois as estatísticas mostraram que as pessoas mais ricas, que ganham mais de 50.000 euros por ano, em média morrem quase dois anos antes do que os seus concidadãos mais pobres. Provavelmente, os mais bem colocados usam mais energia vital ganhando dinheiro e também administrando-o, e principalmente, eles podem comer demasiado e comer comidas pesadas demais.

Pesquisas de Leon Chaitov revelaram que as cobaias que eram alimentadas com a típica *junk food* dos Estados Unidos, pagavam por isso perdendo um quarto de seu tempo de vida, ao passo que os animais alimentados de acordo com a espécie e moderadamente podiam prolongar em um terço o seu tempo de vida. Os resultados dessas pesquisas não podem — como todos os experimentos com animais — ser transferidos um por um para os seres humanos. Mas eles mostram a direção em que devemos caminhar para realmente aumentarmos a nossa expectativa de vida. Assim, uma alimentação de acordo com o tipo, que além disso seja integral, apresenta grandes vantagens: além da quantidade de vida, ela aumenta também a sua qualidade.

Mas nós podemos acrescentar muitos outros pontos vantajosos: por exemplo, à medida que bebemos água suficiente. Tecidos bem hidratados já têm a vantagem de deixar a pele mais lisa e a pessoa, com isso, parecer mais jovem. Quando crianças nós ainda tínhamos tecidos naturalmente ricos em água e parecíamos correspondentemente vitais e saudáveis. Quando nos tornamos mais secos no correr da vida — e não apenas mais espertos —, isso atinge todos os tecidos, inclusive a pele. Façamos o teste: quando as rugas ficam paradas por um momento ao esticarmos a pele, isso é um sinal de diminuição do conteúdo de água e de falta de elasticidade. Esse processo não pode ser revertido pela ingestão de um litro de água, mas sempre podemos adiar esses sinais precoces de envelhecimento da pele.[15] Ao mesmo

---

15. Veja *Fasten Sie sich gesund* [O jejum como oportunidade de recuperar a saúde].

tempo, aprendemos a cuidar das nossas reservas de água no organismo. Pois, durante a velhice, quando quase não temos sede, é grande o perigo de secar. Quase inacreditável e mais difícil ainda de suportar é que durante a assim chamada seca do verão de 2003, somente na França, tenha havido mais de 10.000 vítimas fatais devido ao calor. Em última análise, essas pessoas morreram de sede. Pois quem não aprende quando jovem a beber água suficiente, nunca irá aprender a fazer isso na velhice. O perigo de secar é uma das razões por que muitas pessoas vão parar nas clínicas de tratamento ou até mesmo na psiquiatria. Quando não tomamos bastante líquidos, o nosso cérebro não funciona mais direito. Muitas vezes não falta juízo às pessoas idosas confusas, mas direta e simplesmente faltam os líquidos necessários. Principalmente as pessoas que moram sozinhas esquecem de beber água. Se você tomar ainda os outros motivos médicos como as pílulas diuréticas nos casos de hipertensão, logo acontece a infelicidade. A juventude ainda pode compensar os pecados cometidos contra a própria saúde; a velhice, não mais. Portanto, em todos os âmbitos, vale a pena continuar um rio.

Outro modo de termos uma vida longa e vital está no fato de prolongarmos a respiração. Como fazer isso está indicado no capítulo sobre a respiração. Quando é introduzida com toda a consciência, a *respiração associada* pode tornar-se um verdadeiro elixir da vida. Faz bem ao corpo a eliminação da acidez e dos resíduos nocivos do metabolismo e o abastecimento com a força vital prana, e a alma sente uma nova leveza.

*Uma sesta faz bem!*

O relaxamento e uma boa noite de sono recuperador são os segredos daquelas pessoas que conseguem ter uma vida longa em boas condições. Quem tem problemas com o sono, pode usar o sistema Sleepy que descrevi e, além disso, introduzir um período de sesta; por meio desse sistema oscilatório, por assim dizer, resulta um sono mais feliz e satisfatório. Quem já dá um cochilo curto e recuperador depois do almoço quando jovem, pode extrair disso energia para o resto do dia e, se o fizer regularmente, para o resto da vida.

## *A etapa superior da vitalização e do prolongamento eficaz da vida*

Alimentação correta, exercício e relaxamento são a base de uma vida longa repleta de vitalidade. E o melhor de tudo isso: nós temos essa possibilidade nas próprias mãos a qualquer momento. Entretanto, ainda podemos e devemos dar os passos psíquicos e mentais para obtermos isso. É óbvio que as pessoas que ainda têm objetivos na vida e que querem atingi-los imprescindivelmente; que demonstram ter um envolvimento perceptível com a vida e o fazem de modo consciente, sentem-se melhor e têm mais vitalidade e parecem respectivamente mais jovens — desde que não estiquem demais o arco. À primeira vista, nem parece muito importante quais objetivos elas pretendem realizar. Até mesmo os desejos materiais como o de possuir uma bela casa ou fazer mais uma viagem podem causar esse efeito, apesar de os objetivos espirituais naturalmente serem ainda mais eficazes. A ambição não realizada e principalmente obstinada é, portanto, um fator que mantém a juventude — mas somente quando não é exagerada.

Sim, e há também o amor. Não se pode deixar de ver que os apaixonados florescem. E isso vale para todas as idades. Mas, e se o parceiro ideal não for encontrado? Nesse caso podemos nos apaixonar naturalmente por projetos e até mesmo pela própria vida. Você mesmo sentirá esse efeito, as pessoas ao seu redor perceberão a sua modificação positiva e você se sentirá jovem e feliz.

Contudo, aqui existe novamente o perigo do exagero. Quem foge à força de uma paixão para a próxima, pode gastar as suas forças vitais mais cedo e isso se reflete no exterior. O mesmo acontece quando a ambição se transforma em cobiça insaciável e a energia vital é desperdiçada na luta por tesouros materiais ou pela fama.

Finalmente, ainda existe um outro caminho, inconcebivelmente muito promissor no que se refere a impedir o envelhecimento precoce e a manter-se em forma por muito tempo. Mas ele é muito mais difícil de percorrer do que os citados até o momento. E nele estão o verdadeiro segredo e a fonte da mais profunda satisfação e da tranqüila felicidade. Todas as indicações apontam para o fato de que viver uma vida simples pode prolongá-la, aprofundá-la e melhorá-la claramente. Uma orientação de vida simples que inclua todos os âmbitos parece muito fácil. Mas, na nossa complicada vida moderna, ela se torna um sonho difícil de realizar para a maioria das pessoas. De fato, muitas pessoas querem viver assim, mas não encontram o caminho para fazer isso no complexo mundo da vida e do trabalho. Não falta ajuda em livros, que conseguem até mesmo ocupar um lugar na lista dos *best-sellers*, e que nos estimulam a simplificar os inter-relacionamentos da vida diária. Os especialistas em Feng Shui recomendam limpar não só a casa, mas também a vida cotidiana. Quem tiver êxito nisso, sem dúvida se sentirá bem. A mera sensação da escrivaninha organizada pode nos transmitir bem-estar. E como será animadora a sensação de um dia-a-dia e de uma vida organizados! Muitas pessoas passaram por isso, por exemplo, aquelas que organizaram a sua vida com uma semana de "Jejum — silêncio — meditação" ou com uma psicoterapia como a terapia dos quadros mórbidos com duração de quatro semanas, para no fim viverem realmente mais no aqui e agora. Quem consegue desligar-se do passado porque o submeteu a uma revisão e o encerrou com um balanço honesto, se sentirá como um recém-nascido e estará aberto para a magia de um presente livre de perturbações.

Num dos seus primeiros livros, Carlos Castañeda conta como o seu mestre xamã Don Juan lhe ensinou a apreciar a arte da inacessibilidade. Se, por assim dizer, não estivéssemos sempre na defensiva, se nos permitíssemos possibilidades de retiro e de períodos só para nós mesmos — então talvez pudéssemos viver em paz e manter melhor e com mais facilidade a nossa energia vital. Mas isso não é nada fácil na época do telefone celular. Quem desliga o aparelho logo é posto de lado. E hoje, quem não está sempre acessível na vida profissional já não é mais considerado um profissional. Mas se isso não der certo na profissão, devemos ao menos organizar o nosso tempo livre de outro modo e incluir períodos de inacessibilidade.

A tentativa de simplificar a organização da vida e de aproximar-se de si mesmo sempre vale a pena. Em diferentes seminários vi as pessoas que se libertaram de complicações caras e exigentes florescerem e se dedicarem a uma vida mais modesta de muitos pontos de vista. Todos os anos os quatro cursos de jejum deixam claro como faz bem às pessoas quando elas conseguem desligar-se nos planos físico, psíquico e espiritual. O encanto da simplicidade é impressionante para aquelas pessoas que não a conhecem. Menos pode ser muito mais!

Quem aprendeu a alegrar-se com tudo de que não precisa, ou melhor, de que não precisa mais, desfruta um passeio pela cidade de maneira bem pessoal. Não precisar de nada é uma sensação maravilhosa. Pois ela nos diz que temos tudo de que precisamos. Quem acreditar que a felicidade é obter tudo o que quer, nunca alcançará esse objetivo. Mas quem reconhece que basta desejar só precisar do que recebe, já alcançou o objetivo e é feliz. Não podemos fazer a felicidade, mas podemos deixá-la acontecer. Muitas vezes só temos de parar com todas as realizações e a felicidade surge por si mesma.

## Modelos possíveis para um futuro saudável

Quem quiser ficar sadio e manter-se assim, certamente terá de investir mais do que nunca na própria responsabilidade no futuro. Pois quem confia no país e "no sistema", será cada vez mais abandonado, porque os respectivos seguros de saúde já foram demasiado saqueados. Mesmo que haja vontade de estabelecer os limites na direção da prevenção autêntica, da medicina suave e da saúde integral, aqui há muito poucas chances. Não levando isso em conta, nem se vê essa intenção de reformar a saúde; na Alemanha, trata-se sempre de contenção de gastos e do controle da situação de sofrimento. Naturalmente uma recuperação geral da saúde custa caro, mesmo que a longo prazo seja a variante mais barata e possa poupar custos enormes.

No entanto, há tentativas que permitem que se tenha esperança de que os conceitos de um seguro de saúde exigente se possam concretizar no futuro.

A empresa de seguros de saúde austríaca Mercur, que promete assegurar o produto de ponta da evolução, o ser humano, deixou marcas e pode tornar-se um modelo para outros países. Na Suíça, existem idéias semelhantes; na Alemanha, no momento, os seguros são infelizmente impedidos por manobras estatais de assegurar de modo adequado a obra artística que é o ser humano.

A Mercur demonstra de modo impressionante que é totalmente possível, além de toda a paleta da medicina tradicional, assegurar também a medicina suave com a inclusão de métodos há muito preservados, como a homeopatia, até aqueles complementos modernos como a terapia de biorressonância. Ali não são apenas pagos com sábia previsão os custos para perder o hábito de fumar, mas até a análise de moradias em busca de campos de perturbação e veios de água. É possível pedir uma análise dos nossos hábitos alimentares e de exercício feita por especialistas e com eles forjar planos para um futuro mais sadio. Podemos considerar a permanência em hotéis selecionados para a recuperação da saúde. Também se preservou a tentativa de trazer ao jogo a alegria de viver como profilaxia das doenças. Para variar, a prevenção não é só um sinônimo para a doença cancerígena, mas são oferecidos, entre outros, os testes para as funções musculares e a checagem da circulação cardíaca, bem como os programas individuais para a correspondente construção do assim chamado vitalograma junto com o médico. A alma também é incluída no assim chamado programa de mentalograma, o que conduz ao esclarecimento e aconselhamento em assuntos como parceria, relação com o trabalho, organização do tempo livre e até mesmo descoberta do sentido da vida. Que um seguro que dá peso à descoberta do sentido da vida não queira mais firmar-se como seguro doença, tanto é lógico como satisfatório.

Como médico, acho que o seguro saúde esquematizado aqui também apresenta a inestimável vantagem de muitos médicos serem pagos para manter os pacientes saudáveis. No sistema corrente os médicos lucram — quer queiram ou não — quando os seus pacientes continuam doentes. Nas previsões do futuro da Mercur, o médico pode — quase no sentido da tradição chinesa — tornar-se novamente um advogado da saúde, mesmo que hoje em dia prefiramos chamá-lo de gerente da saúde. Na verdade, 70% dos segurados chamam esse médico de advogado da saúde.

A longo prazo um sistema doente como esse, mesmo que ainda se chame malcriadamente de entidade de saúde, deixa marcas desagradáveis não só no corpo e na alma dos pacientes, mas também nos dos médicos. Ambos os planos necessitam de ajuda. Graças a anos de experiência com a formação para a "medicina arquetípica", conheço o efeito, quando o médico pessoalmente saudável encontra novamente alegria no seu trabalho e apóia os esforços dos seus pacientes em manter sua saúde e continuar a melhorá-la.

De acordo com a minha opinião — a longo prazo — a nossa única chance é manter e desfrutar primariamente a saúde. Participar desse processo, por sorte, é muito divertido, e nisso por sua vez está a oportunidade de ele se realizar a longo prazo. Eu desejo e espero que este programa ajude a disseminar a saúde.

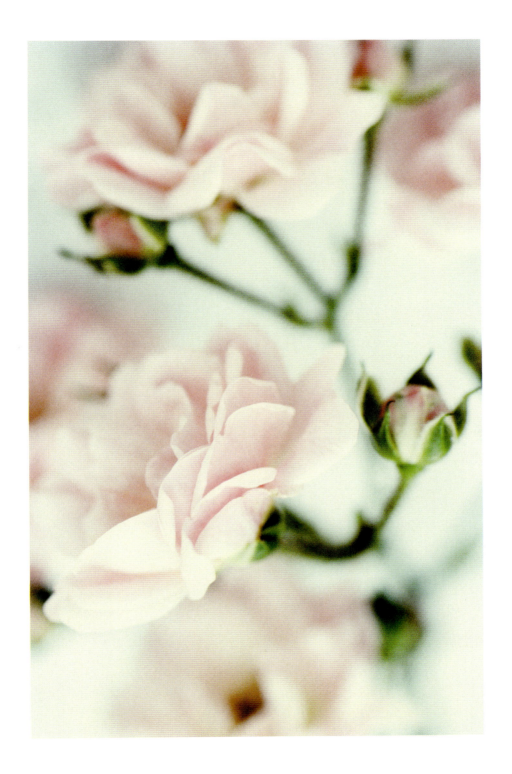

# Apêndice

## Obras de Rüdiger Dahlke

*Fasten Sie sich gesund.* Hugendubel, 2004. [*O Jejum como Oportunidade de Recuperar a Saúde*, publicado pela Editora Cultrix, São Paulo, 2006.]

*Von der Weisheit unseres Körpers*, Munique: Knaur, 2004.

*Agression als Chance.* Munique: Bertelsmann, 2003. [*A Agressão como Oportunidade*, publicado pela Editora Cultrix, São Paulo, 2005.]

*Krankheit als Symbol — Handbuch der Psychosomatik.* Munique: Bertelsmann, 2000. [*A Doença como Símbolo — Pequena Enciclopédia de Psicossomática*, publicado pela Editora Cultrix, São Paulo, 2000.]

*Krankheit als Sprache der Seele.* Munique: Bertelsmann, 1992 e Goldmann em 1999. [*A Doença como Linguagem da Alma*, publicado pela Editora Cultrix, São Paulo, 1999.]

*Lebenskrisen als Entwicklungschancen. Zeiten des Umbruchs und ihre Krankheitsbilder*, Munique. Goldmann, 1999. [*As Crises da Vida como Oportunidades de Desenvolvimento — Fases de Transformação e seus Sintomas de Doenças*, publicado pela Editora Cultrix, São Paulo, 2005.]

*Mandalas der Welt, Ein Meditations und Malbuch.* Munique: Hugendubel, 1995. [*Mandalas do Mundo — Formas que Representam a Harmonia do Cosmos e a Energia Divina*, publicado pela Editora Pensamento, São Paulo, 1991.]

*Arbeitsbuch zur Mandalatherapie.* Munique. Hugendubel, 1999.

*Bewusst Fasten. Ein Wegweiser zu neuen Erfahrungen.* Munique: Goldmann, 1996.

*Die Leichtigkeit des Schwebens. Beschwingte Wege zur Mitte.* Munique: Integral, 2003.

*Entschlacken — Entgiften — Entspannen. Natürliche Wege zur Reinigung.* Munique: Hugendubel, 2003. [*Desintoxicar e Relaxar — Caminhos Naturais de Purificação*, publicado pela Editora Cultrix, São Paulo, 2006.]

*Frauen-Heilkunde. Be-Deutung und Chancen weiblicher Krankheitsbilder* (com Margit Dahlke e Volker Zahn). Munique: Goldmann, 2003. [*A Saúde da Mulher — Significado, Interpretação e Perspectivas das Doenças Femininas*, publicado pela Editora Cultrix, São Paulo, 2005.]

*Gewichtsprobleme. Be-Deutung und Chance von Über und Untergewicht.* Munique: Knaur, 2000.

*Der Weg ins Leben. Schwangerschaft und Geburt aus ganzheitlicher Sicht* (com Margit Dahlke e Volker Zahn), Munique: Goldmann, 2003. [*O Caminho para a Vida — Gravidez e Parto Levando em Conta o Ser Humano como um Todo*, publicado pela Editora Cultrix, São Paulo, 2005.]

*Verdauungsprobleme. Be-Deutung und Chance von Magen-Darm-Problemen* (com Robert Hössl) Munique: Knaur, 2001.

*Herz(ens)probleme. Be-Deutung und Chance von Herz-Kreislaufsymptomen.* Munique: Knaur, 2000.

*Psychologie des blauen Dunstes. Be-Deutung und Chance des Rauchens.* Munique: Knaur, 2000.

*Reisen nach Innen. Geführte Meditationen auf dem Weg zu sich selbst.* Munique: Hugendubel, 1994.

*Die wunderbare Heilkraft des Atmens . Körpeliche, seelische und spirituelle Regeneration durch unsere elementarste Fähigkeit* (com A Neumann) Munique: Integral, 2000.

*Das senkrechte Weltbild — Symbolisches Denken in astrologischen Urprinzipien* (com Nikolaus Klein) Munique: Hugendubel, 1986.

# Bibliografia

Anderson, Bob. *Strechting* [Alongando]. Munique: Goldmann-Ratgeber, 1997.

Brucker, M. O. *Unsere Nahrung — unser Schicksal? [Nossa alimentação — Nosso destino?]*. Emu, 1999.

Budwig, Johanna. *Öl-Eiweiss-Kost. Kernen* [Alimentos com óleo e proteína. Sementes]. Sensei, 2000.

Fischer-Rizzi, Susanne. *Aromamassage* [Massagem aromática]. Munique: Hugendubel, 1995.

Fischer-Rizzi, Susanne. *Botschaft an den Himmel. Anwendung, Wirkung und Geschichten von duftendem Räucherwerk* [Mensagem ao Céu. Uso, efeito e histórias do trabalho com defumação aromática]. Baden: At-Verlag, 2002.

Frohn, Birgit e Rhyner, Hans-Heinrich. *Vastu. Die indische Lehre vom gesunden Bauen und Wohnen* [Vastu — A doutrina hindu da construção e da moradia sadias]. Munique: Hugendubel, 1999.

Halprin, Anna. *Bewegungsritual. Tänzerische Meditationsübungen* [Ritual de exercício — Exercícios de meditação por meio da dança]. Munique: Hugendubel, 1997.

Honauer, Urs. *Wasser, die geheimnisvolle Energie für Gesundheit und Wohlbefinden* [Água — a energia misteriosa para a saúde e o bem-estar]. Munique: Hugendubel, 1998.

Lanz, Eduard. *D-B-K-S (Dehnung-Bewegung-Kräftigung-Schlafen)* [A-E-F-S (Alongamento-Exercício-Fortalecimento—Sono)]. Sistema Vídeo Fit-Form.

Meyer, Hermann e Sator, Günther. *Besser leben mit Feng Shui. Wohnen und Arbeiten in Harmonie* [Viver melhor com o Feng Shui. Morar e trabalhar em harmonia]. Munique: Goldmann, 2000.

Michler, Peter e Grass, Monika. *Gymnastik — aber richtig* [Fazer ginástica — porém, corretamente]. Hard: Michler, P., 1996.

Michler, Peter. Mobilisieren, Dehnen, Kräftigen. Hard: Michler, P., 1996.

Pohle, Rita. *Lebensräume gestalten mit Feng Shui* [Criar espaços de vida com Feng Shui]. Munique: Hugendubel, 2000.

Temelie, Barbara. *Ernährung nach den fünf Elementen* [Alimentação segundo os cinco elementos]. Sulzberg: Joy-Verlag, 2002.

Trager, Milton e Hammond, Cathy. *Meditation und Bewegung* [Meditação e exercício]. Munique: Heyne, 2000.

Waring, Philippa: *Vom richtigen Wohnen. In Harmonie leben mit Feng Shui* [Sobre o morar bem em harmonia com o Feng Shui]. Munique: Hugendubel, 2002.

Weise, Devanando. *Harmonische Ernährung* [Alimentação harmoniosa]. Munique: Goldmann, 2002.

Weissman, Rosemary e Steve. *Der Weg der Achtsamkeit. Vipassana Meditationen* [O caminho da atenção. Meditações Vipassana]. Munique: Hugendubel, 1994.

Wendt, Lothar: *Krankheiten verminderter Kapillarmembranpermeabilität. Ernährung, Diät, Therapie* [Doenças devidas à redução de permeabilidade da membrana capilar. Alimentação, dieta, terapia]. Stuttgart: K. F. Hang, 1985.

# Agradecimentos

Antes de tudo tenho de agradecer ao meu amigo *Baldur Preiml* pelos inúmeros estímulos e sugestões durante os longos trechos num caminho comum e a *Franz Mühlbauer* pelos estímulos práticos em muitos seminários que apresentamos juntos no jardim do hotel em Kurbad Montegrotto, no Norte da Itália.

Aos participantes dos seminários e pacientes eu agradeço pela confiança recíproca e pelas muitas idéias e estímulos que me transmitiram ao longo dos anos.

À Merkur-Versicherung, à qual me liga um longo trabalho conjunto e em cujo decurso ela se transformou da seguradora "doente" na hoje muito mais adequada "Seguradora de Saúde", eu agradeço por deixar à minha disposição os mais recentes resultados das pesquisas do *Market-Institut* sobre a situação da saúde na Áustria.